U0237356

中国人群癌症筛查工作指导手册

国家癌症中心　组织编写

主　编　赫　捷

副主编　陈万青　李　霓

编　委　赫　捷　陈万青　李　霓　石菊芳
　　　　任建松　李　江　陈宏达　林春青
　　　　于欣阳　李　贺　曹毛毛

人民卫生出版社
·北京·

图书在版编目（CIP）数据

中国人群癌症筛查工作指导手册/国家癌症中心组织编写. —北京：人民卫生出版社，2021.10

ISBN 978-7-117-32129-7

Ⅰ.①中… Ⅱ.①国… Ⅲ.①癌-诊疗-手册 Ⅳ.①R73-62

中国版本图书馆 CIP 数据核字（2021）第 194778 号

人卫智网	www.ipmph.com	医学教育、学术、考试、健康，购书智慧智能综合服务平台
人卫官网	www.pmph.com	人卫官方资讯发布平台

中国人群癌症筛查工作指导手册

Zhongguo Renqun Aizheng Shaicha Gongzuo Zhidao Shouce

主　　编：赫　捷
出版发行：人民卫生出版社（中继线 010-59780011）
地　　址：北京市朝阳区潘家园南里 19 号
邮　　编：100021
E - mail：pmph @ pmph.com
购书热线：010-59787592　010-59787584　010-65264830
印　　刷：北京顶佳世纪印刷有限公司
经　　销：新华书店
开　　本：787×1092　1/16　　印张：10
字　　数：243 千字
版　　次：2021 年 10 月第 1 版
印　　次：2021 年 11 月第 1 次印刷
标准书号：ISBN 978-7-117-32129-7
定　　价：79.00 元

打击盗版举报电话：010-59787491　E-mail：WQ @ pmph.com
质量问题联系电话：010-59787234　E-mail：zhiliang @ pmph.com

序

癌症是威胁我国人民健康的重大公共卫生问题,目前已经位居我国居民死亡原因的第一位,给社会、家庭和个人都带来沉重的负担,且癌症病因复杂,整体生存率偏低,防控形势十分严峻。

癌症的筛查和早诊早治已被公认为癌症防控最有效的途径,可以通过早期发现,及时治疗提高癌症的治愈率和生存率,降低死亡率。很多国家都针对本国的高发癌种开展筛查工作,从而达到遏制癌症负担增加的目的。目前已经证实一些常见癌症的筛查和早诊早治效果显著,值得推广。

我国癌症早诊早治工作历史悠久,早在20世纪70年代,针对食管癌、胃癌、肝癌等癌症高发区的居民开展筛查的研究和实践工作。2005年,通过设立中央财政补助地方卫生专项资金的方式,开展人群重点癌种的早诊早治,筛查的癌种包括食管癌、胃癌、肝癌、子宫颈癌、乳腺癌、肺癌、结直肠癌和鼻咽癌,项目覆盖地区和筛查人群逐年增加,取得了良好的社会效益。

由于筛查方法需适合我国国情和人群特点,通过不断地摸索和科学研究,早诊早治方案不断优化,形成具有我国特色的癌症筛查和早诊早治方案,特别是针对我国高发的癌种,如食管癌、胃癌、肝癌和鼻咽癌,由于其他国家筛查开展较少,可借鉴的方法不多,通过在我国人群中开展临床试验研究,制定了筛查和早诊早治方案,为其他发展中国家提供了有价值、可参考的研究结果。

2016年,国务院印发《"健康中国2030"规划纲要》,把癌症防控作为重点工作之一。2019年,国家卫生健康委等十部门联合制定了《健康中国行动——癌症防治实施方案(2019—2022年)》,其中癌症的早诊早治是八大行动之一。《中国人群癌症筛查工作指导手册》汇总了目前在我国人群开展的癌症筛查和早诊早治方案,包括人群选择、组织动员、现场调查、临床检查、样本储存、质量控制、数据整理等全流程的介绍,为涉及癌症筛查的技术人员、管理者以及基层公共卫生人员等开展工作提供了可参考的指导书。

2021年6月

前　言

根据国家癌症中心数据,目前我国每年新发恶性肿瘤病例约 393 万例,死亡病例约为 234 万。男性最常见恶性肿瘤分别为肺癌、胃癌、肝癌、结直肠癌、食管癌;女性为乳腺癌、肺癌、结直肠癌、甲状腺癌和胃癌。近年来,癌症发病率和死亡率均呈逐年上升趋势,5 年生存率近十年明显改善,由 2003 年的 30.9% 提高到目前的 40.5%,但整体水平与发达国家相比仍偏低,其中占我国癌症发病和死亡前几位的恶性肿瘤,例如肝癌、肺癌、食管癌和胃癌,5 年生存率则更低。这主要是由于大部分患者在诊断为癌症时已处于中晚期,错过了治愈和延长生存期的最佳时机。早期癌症患者的生存率显著高于中晚期,因此,通过筛查和防癌体检提高早期癌的占比,并给予及时的治疗,是提高癌症患者生存率最有效的措施。

自 2005 年始,原卫生部设立中央财政补助地方卫生专项资金,用于开展癌症高发地区人群的癌症筛查项目,对部分地区人群的肺癌、乳腺癌、结直肠癌、子宫颈癌、上消化道癌、肝癌和鼻咽癌进行组织性筛查。与此同时,地方财政支持的癌症筛查和早诊早治项目不断涌现,我国的癌症二级预防正在不断地加强。

本书以目前已开展项目的实施方案为基础,汇总了主要癌症的筛查方法、流程,编写了《中国人群癌症筛查工作指导手册》,希望能为专业肿瘤防治工作者提供参考,以规范和促进癌症筛查工作的发展。

《中国人群癌症筛查工作指导手册》的顺利出版,凝结着全国癌症早诊早治工作人员和编写人员的辛勤劳动,在此谨表衷心的感谢!

编者
2021 年 6 月 1 日

目　　录

第一章

概　论

　　癌症严重危害我国居民健康,每年有数以百万计的癌症新发和死亡病例,癌症死亡约占全死因的 1/4。中国常见的恶性肿瘤为肺癌、胃癌、结直肠癌、肝癌、女性乳腺癌、食管癌、甲状腺癌、子宫颈癌、脑瘤和胰腺癌。中国癌症负担总体呈现持续上升趋势,呈现发达国家癌谱与发展中国家癌谱共存的局面。尽管癌症患者 5 年生存率近十年得到了明显改善,但整体水平与发达国家相比仍偏低,主要原因是大部分癌症患者在确诊时已处于晚期。每年用于癌症诊治的直接费用超过 2 000 亿元,给个人、家庭和社会造成极大的经济负担,也严重影响社会发展。癌症防控已经成为国家战略发展规划的一部分,实施癌症防治行动,推进预防筛查、早诊早治和科研攻关是我国当前癌症防控工作的重心。将癌症防治关口前移、重视癌症预防、合理利用有限的资源是打赢防癌抗癌攻坚战的关键所在。

　　在控烟限酒、避免接触致癌感染因子、合理膳食、改变不健康的生活方式等病因预防措施的基础之上,筛查和早诊早治是改善癌症患者生存和预后以及降低癌症发病和死亡负担的有效措施。多数癌症发生在身体易于查出或发现的部位,早期容易出现癌症警示症状或体征的部位主要有:口腔、鼻咽、胃、结直肠、乳腺、子宫颈、卵巢、膀胱、前列腺及皮肤等,而危害严重的肺癌、肝癌及食管癌早期阶段鲜有症状或体征。癌症的早期发现主要体现在两个方面:首先,已有警示症状或体征的人群需及时到正规医疗机构进行进诊治;其次,对无症状人群,特别是高危人群需进行早期筛查和定期随访,进而达到早诊早治的目的。通过筛查与早诊早治,提高癌前病变及早期癌症的检出率,阻止或减缓其发展,是提高癌症患者治愈率及降低死亡率的关键。

一、癌症筛查及实施原则

　　1. 筛查的概念　筛查是指通过一定的检查方法从无症状或体征的健康人群中发现可疑癌症患者,随后对其进行早期诊断及早期治疗。筛查是早期发现癌症并进行早诊早治的重要手段。筛查的实施需根据具体条件而定,应选择适宜筛查的癌种和筛查方法并制定适宜的筛查计划。

　　2. 筛查实施原则　一项筛查计划需要考虑如何选择筛查疾病、目标人群、合理的筛查程序(包括筛查起始年龄、筛查间隔等)、筛查和确诊方法以及有效的干预和随访方案。Wilson 和 Junger 等人于 1968 年提出了筛查计划的 10 条标准,在此基础上世界卫生组织(World Health Organization,WHO)于 2008 年对开展筛查项目需要考虑的原则进行了更新,特别强调在项目实施之初就应开始对筛查项目进行相应的评价。评价内容包括:目标人群是否明确,筛查与治疗程序是否有效,是否具有卫生经济学价值,是否符合公平性、可及性即伦理学原则,人群获益是否超过伤害。此外,还需对筛查质控、经费保障及项目风险应对机制等方面进行评估。制定癌症筛查计划应遵循的主要原则归纳如下：

（1）所筛查的癌症发病率和死亡率高，是现阶段的重大公共卫生问题，严重危害人民的健康和生命。

（2）所筛查的癌症发生、发展的自然史比较清楚，有足够长的临床前期以及可被识别的疾病标识，对癌前病变及早期癌具有有效的诊断方法及治疗方法，早期干预能够显著提高癌症患者的生存率。

（3）具有准确、简单、经济、安全、有效、合乎伦理、顺应性好的筛查方法，同时应选择与经济发展水平和卫生资源状况相匹配的筛查方法。

（4）对在不同阶段筛查出的癌前病变和早期癌具有行之有效的干预方案，确保早期治疗的效果，达到提高早期病变和早期癌检出率和治愈率的目的。

（5）以人群为基础的筛查通常是一种政府行为，需要行政主管部门强有力的支持。应有相应的资源保障进行以人群为基础的筛查、诊断及治疗。

（6）开展筛查、诊断及治疗应促进卫生系统及整个社会的发展，最好能与社会医疗保障制度相结合。

（7）筛查及早诊早治的开展应符合成本-效益原则，人力及资金的投入所产生的效益应符合社会经济发展的实际情况，应能促进社会发展，体现健康公平。

二、癌症筛查方法评价指标

筛查方法是否有效是开展人群癌症筛查项目的基础。一种癌症的筛查方法评价就是将待评价的筛查方法与该癌种诊断的金标准进行比较，判定该方法检出癌前病变及癌症的准确性和可靠性。筛查方法的准确性和可靠性与开展筛查项目所带来的收益密切相关。

1. 准确性　是指测量值与实际值符合的程度，评价指标有灵敏度与假阴性率、特异度与假阳性率等。筛查试验评价指标计算如表 1-0-1 所示。

表 1-0-1　筛查试验评价指标计算四格表

筛查试验	金标准判定疾病		合计
	有	无	
阳性	真阳性(a)	假阳性(b)	$a+b$
阴性	假阴性(c)	真阴性(d)	$c+d$
合计	$a+c$	$b+d$	$a+b+c+d$

（1）灵敏度（sensitivity）：又称真阳性率（true positive rate），指筛查方法将实际有病的人正确地判断为患者的百分比，反映筛查方法发现病人的能力。

$$灵敏度 = \frac{a}{a+c} \times 100\%$$

（2）假阴性率：又称为漏诊率，是指筛查方法将实际有病的人错误地判断为无病者的百分比。

$$假阳性率 = \frac{c}{a+c} \times 100\%$$

（3）特异度（specificity）：又称真阴性率（true negative rate），指筛查方法将实际无病的人正确地判断为无病者的百分比，反映筛查方法确定非病人的能力。

$$特异度 = \frac{d}{b+d} \times 100\%$$

（4）假阳性率：又称为误诊率，是实际无病但被筛查方法错判为有病者的百分比。一种好的筛查方法应具有较高的灵敏度和特异度，即漏诊率和误诊率均比较低。

$$假阳性率 = \frac{b}{b+d} \times 100\%$$

2. 可靠性 也称信度、精确性或可重复性，是指重复检测、在其他实验室环境中或不同操作者之间诊断或获得相同结果的一致程度。常用评价指标是一致率和 Kappa 值。一致率高提示该筛查方法的稳定性好，受操作者主观因素或操作水平影响较小。可靠性与金标准诊断是否患病的结果无关，主要与受试对象生物学变异、检测者专业水平以及实验室条件等因素有关。

3. 预测值 是应用筛查结果的阳性和阴性来估计受检者为病人和非病人可能性的指标。该类指标反映了筛查方法在实际人群筛查项目中可获得收益的大小。阳性预测值（positive predictive value，PPV）是指当筛查结果为阳性时，受检者患目标疾病的可能性有多大。阴性预测值（negative predictive value，NPV）指筛查结果是阴性时受检对象真正未患病的可能性。PPV 和 NPV 不仅与检查方法的灵敏度和特异度有关，还与人群疾病的患病率有关。NPV 高提示若筛查结果为阴性时，受检者患病的可能性低，是确定筛查间隔时需重点考虑的指标。

4. 绘制 ROC 曲线 当筛查结果是连续性指标时，采用受试者操作特征曲线（receiver operator characteristic curve，ROC curve）来确定阳性结果的判断标准，即截断值。以 1-特异度作为横坐标，灵敏度作为纵坐标绘制 ROC 曲线。应综合考虑灵敏度和特异度来选择一项筛查方法的最佳截断值，一般情况下 ROC 曲线最左上角的点对应的值可同时满足灵敏度和特异度最优，该点对应的阳性值为截断值。ROC 曲线下面积（area under the curve，AUC）也可反映筛查方法的效果，AUC 越接近 1.0 效果越佳，越接近 0.5 效果越差。也可利用 ROC 对比不同筛查方法的优劣。

三、癌症筛查效果评价

在癌症筛查实施的不同阶段，可通过近期收益、早中期疾病中间结局改善以及长远期人群癌症死亡率降低等情况来评价筛查效果。一项筛查项目开展之初就应计划在人群基础上逐级深入地开展研究，通过局部范围精细化设计的现场干预研究、扩大区域的社区干预研究、推广应用后的验证研究等来评估筛查方法或干预措施对于降低癌症死亡率的有效性等生物学效果。然而，癌症筛查作为政府主导的公共卫生服务措施，除了观察生物学效果指标外，还应同期开展安全性、卫生经济学和项目可持续性等评价。

在一项筛查方法和筛查方案在被广泛应用于人群筛查之前，一般采用设计严谨的随机对照试验（randomized controlled trial，RCT），将研究对象随机分配到干预组和对照组，干预组需要按照既定的研究方案接受连续周期性的筛查，而对照组一般情况下接受常规医疗服务或者措施。以在美国开展的一项以人群为基础的大型 RCT 研究为例,干预组按照研究方案接受每年一次的低剂量螺旋 CT(low-dose spiral CT,LDCT)筛查,连续进行三年,对照组接受 X 线检测,经过长期的随访收集肺癌患者的发病和死亡结局,评价 LDCT 用于人群肺癌筛查的收益、中间结局的改善情况、筛查成本及生物学效果指标。在此基础上,采用多中心的社区类试验研究,连续观察筛查的中、远期效果生物学指标,卫生经济学效果指标及筛查和治疗的不良事件发生情况等,探索筛查在实际环境中的有效运行机制。当筛查项目已经在某些地区广泛推广,并且该地区全人群健康档案齐全,有连续多年的、完整准确的肿瘤登记信息,可采用观察性的研究方法进一步验证在现实条件下开展癌症筛查所取得的远期生物学效果、卫生经济学效益及项目的可持续性。以结直肠癌为例,采用粪便隐血检测和结肠镜进行筛查可有效降低结直肠癌患者的死亡率。基于美国国家癌症研究所肿瘤监测、流行病学及预后数据库(surveillance,epidemiology,and end results,SEER)长期监测资料进行的模型研究分析显示美国结直肠癌患者死亡率的下降很大程度上归功于有效的人群结直肠癌筛查。筛查项目评价内容及指标主要包括:收益、生物学效果指标、卫生经济学评价、安全性和伦理学评价。

1. 收益　也称收获量,指经过筛查后能使多少原来未发现的癌前病变或者癌症患者得到诊断和治疗。该类指标反映人群在短期内因筛查得以早诊早治的获益情况。常用的指标有:

(1) 阳性预测值:是最常用的收益指标。阳性预测值高说明筛查阳性人群中,真正患癌或癌前病变的比例高,提示筛查具有较高的效率。

(2) 阳性率或转诊率:即筛查阳性者所占筛查目标人群数的比例。阳性率与筛查试验的灵敏度高或特异度低有关,如果目标人群基数较大,该指标不宜太高,否则不符合卫生经济学原则。

(3) 早诊/早治率:即早期病例在通过筛查所发现的全部病例中所占的比例,如果筛查的早诊率显著高于正常医疗程序发现的早诊率,则可认为筛查收益较高。

2. 生物学效果评价　生物学效果评价是根据筛查能改善疾病的中间或终末结局状态(发病、死亡或预后)的观察终点来设定的,通常采用率为指标。还可通过计算相对危险度(relative risk,RR)等指标来比较筛查效果。

(1) 归因死亡率:是评价筛查人群长远期获益的终点结局指标,可通过比较参加筛查人群与未筛查人群之间的相关癌症死亡率差异来评价筛查效果。例如采用 LDCT 进行肺癌筛查,经过长期的随访来比较筛查人群与未筛查人群的肺癌死亡率,来评估 LDCT 用于人群肺癌筛查是否有效。目标疾病归因死亡率降低是筛查效果评价中最具说服力的结论性指标。

(2) 早诊率、治愈率、复发率、病死率、生存率和生存时间:这些是用来评价筛查人群早期或中期获益的中间指标。如果经筛查确诊的病例较未筛查发现病例的复发率或死亡率更低,生存率或者生存时间更长,则说明筛查可能有效,常通过 1 年、3 年、5 年生存率来评价癌症筛查效果。需要注意的是,应用这类指标时应考虑领先时间、病程长短等时间相关偏倚的影响。

(3) 关联指标:针对不同研究设计计算相应的关联度指标对筛查项目的生物学效果进行评价。在随机对照试验研究中,常用指标有效果指数、保护率、归因危险度或绝对危险度。在观察性研究中,队列研究多用参加筛查人群和未参加筛查人群的归因死亡危险率比,病例对照研究则采用死亡病例与对照参与筛查的优势比作为评价指标。

（4）需要筛查人数（number needed to be screened，NNBS）：在癌症筛查研究中，以癌症死亡率作为结局指标，随访一定期限后，计算未筛查组和筛查组的癌症归因死亡率之差（risk difference，RD），将 RD 值取倒数，得到 NNBS＝1/RD，该指标表示减少一例待筛查癌症的死亡，需要筛查多少人，NNBS 值越小越好。

3. 卫生经济学评价　癌症筛查与早诊早治是国家重点关注的民生问题，旨在惠及广大人民，政策支持和经费保障是有效开展人群癌症防控工作的根本前提。因此，在组织开展癌症筛查项目时需要进行卫生经济学评估，确保投入相应成本后，获得最大收益。

在癌症筛查实施的不同阶段从近期收益、早中期疾病中间结局改善，以及长远期人群癌症死亡率降低等方面评价筛查效果的同时，应进行相应的卫生经济学评价研究。卫生经济学评价需要详细计算癌症筛查实施过程中的相关费用以及相应的健康收益，进行成本-效果（cost-effectiveness）、成本-效用（cost-utility）和成本-效益（cost-benefit）分析。筛查成本是指开展筛查时消耗的资源。成本-效果分析是指在筛查项目开展后，通过计算成本效果比评估癌症的死亡率下降或者生存期延长所消耗的成本情况，例如通过筛查降低一例癌症的死亡所需的费用。成本-效用分析是指在通过筛查挽救生命的同时，癌症患者的生存质量体现了投入筛查成本所获得的效用。如以寿命年作为观察指标，则对质量调整生命年测量进行成本-效用评估。成本-效益分析采用货币来衡量通过筛查获得的健康改善效果。

成本测量的准确程度直接影响卫生经济学评价的质量和效果，也是敏感性分析中影响方案选择的重要因素。总体来说，筛查成本越低，早期患者治疗成本较晚期患者降低越多，筛查方案的经济学效果越好。WHO 宏观经济和卫生委员会建议，当人均国内生产总值（gross domestic product，GDP）投入获取的健康生命年大于 1 时，即认为具有成本-效果价值。可将发现早期病例平均费用与人均 GDP 的比值，即早期发现成本系数（early detection cost index，EDCI）作为卫生经济学评价的简化指标。影响 EDCI 的主要因素包括人均 GDP 和发现早期病例的平均费用，因此将筛查方案有效性和社会经济发展水平有机整合在一起，才能实现资源的合理分配和利用。EDCI 愈小，筛查花费的成本愈小，所获健康收益愈大，癌症筛查及早诊早治效果越佳。

癌症筛查效果需数年甚至数十年后才能获得，因此在进行我国癌症早诊早治项目经济学评价时通常采取两种形式：第一种是选取癌症防治的中期指标进行绩效评价，如通过"降期效应"观察癌症分期的变化，一般规律是，早期患者增多，继而晚期患者减少，最后死亡率下降。我国早诊早治项目技术方案也据此提出采用筛查检出率、早诊率和治疗率等指标作为技术方案的工作目标，同时也是用于癌症早诊早治工作考核的重点。第二种则是运用数学模型对癌症筛查的远期效果进行估算，如采用 Markov 模型，模拟各种筛查方案组和不筛查组的筛查、治疗和转归过程，预测基线队列数十年间累计的死亡数、生命年、质量调整生命年、成本和效益，进行成本-效果、成本-效用和成本-效益分析。

癌症筛查方案的卫生经济学效果受目标人群癌症发病率、筛查参与率、筛查技术、筛查间隔、随访策略、早期治疗疗效等多种因素的影响。通常情况下，目标人群发病率、筛查参与率、筛查技术的灵敏度/特异度、早期治疗疗效越高，筛查早诊早治方案的经济学效果越好，而筛查间隔和随访策略对经济学效果的影响在不同癌症间则各有不同。然而卫生经济学效果最好的方案不一定最优，在进行卫生资源配置时，除考虑成本效果等卫生经济学指标外，仍需根据当地的经济水平、卫生服务的公平性和可及性、人群参与支付意愿等因素,在诸多经济学备选方案中选择适合当地实际情况的、经济高效的筛查方案。

4. 筛查的安全性、伦理问题 筛查作为一项医学干预措施,没有绝对的安全。评价筛查方法安全性的指标主要包括以下几个方面:首先筛查的假阳性者可能面临过度诊断的问题,可能会经历确诊前的焦虑。当早期诊断病例为"惰性病例",由此带来的过度治疗可能会损害健康。在极个别的情况下,可能会发生一些与筛查相关的严重不良事件。

在进行癌症筛查时要严格遵循医学伦理准则。首先,在开展癌症筛查项目前应获得相关部门和机构伦理委员会审批。其次,在开展实施筛查计划时,需对受检者进行充分知情同意告知,明确说明筛查获益及可能面临的潜在风险及相应处理措施,严格保护受试者隐私。获得受检对象的知情同意后,方可进行筛查。

四、癌症筛查现况

1. 国际癌症筛查实践与概况 大量研究和实践证明通过采取有效的筛查方法对子宫颈癌、结直肠癌、乳腺癌和肺癌进行筛查,可有效降低这些癌症的死亡率。自 20 世纪中期欧美等发达国家将巴氏涂片应用于子宫颈癌筛查,子宫颈癌的死亡率显著下降。随着高危型人乳头状瘤病毒(human papilloma virus,HPV)与子宫颈癌病因关系的确立,开辟了子宫颈癌筛查史上的新纪元,实现了从形态学向分子生物学的转变。HPV DNA 检测作为一种有效的子宫颈癌筛查方法得到了广泛的推广和应用。世界卫生组织下属国际癌症研究机构(International Agency for Research on Cancer/World Health Organization,IARC/WHO)最新发布的结直肠癌筛查手册汇总分析多项 RCT 研究,其结果表明采用化学法粪便隐血试验(guaiac fecal occult blood tests,gFOBT)和结肠镜检查进行结直肠癌筛查可有效降低结直肠癌的死亡率。采用单次结肠镜进行结直肠癌筛查可有效降低结直肠癌的死亡率,长期随访结果显示这种保护作用可持续长达 17 年之久。IARC 乳腺癌筛查专家组对多项采用乳腺 X 线摄影用于乳腺癌筛查有效性研究的 RCT 进行了系统综述,研究表明采用乳腺 X 线摄影进行早期筛查可有效降低乳腺癌的死亡率。两项大型随机对照试验 NLST 和 NELSON 研究证实通过 LDCT 筛查可降低肺癌死亡率。在美国,对 55～69 岁男性开展基于前列腺特异抗原(prostate-specific antigen,PSA)的前列腺癌筛查。然而伴随研究证据的不断积累,对于采用 PSA 进行筛查降低前列腺癌死亡率的有效性尚存争议。由于 PSA 用于前列腺癌筛查的假阳性率较高,因此在进行筛查前应根据家族史、种族、健康状况等信息充分评估筛查的利与弊,制定个体化决策。

针对目前比较适宜筛查的癌种,各国根据该国的癌症负担谱、经济、医疗卫生水平进行了不同程度的癌症筛查实践。美国癌症协会制定癌症筛查和早诊早治规划蓝图中,推荐对一般风险人群进行乳腺癌、子宫颈癌及结直肠癌筛查,对肺癌高风险人群进行筛查。目前美国的医疗和保险计划涵盖乳腺癌、子宫颈癌及结直肠癌的筛查和治疗费用,并于 2015 年在全国范围内将 LDCT 筛查纳入医保。2016 年,在欧盟第二轮癌症筛查报告中,汇总了欧盟各成员国乳腺癌、子宫颈癌、结直肠癌筛查执行情况,以人群为基础的筛查项目的可及率由 2007 年的 42.6% 提高到 2016 年的 72.4%。自 20 世纪 80 年代起,日本开始实施"综合癌症防控规划",并逐步建立起癌症三级防治体系,成立癌症筛查中心。日本还通过制定癌症防控相关的法律来保障癌症筛查及临床随诊工作得以有效的开展和实施。

2. 我国癌症筛查实践与概况　我国癌症负担较重,且癌谱不同于其他国家和地区。肺癌发病和死亡均居我国恶性肿瘤之首,是癌症防治的重中之重。肝癌、胃癌及食管癌疾病负担仅次于肺癌,农村地区较为严重。结直肠癌和乳腺癌的死亡率仍呈现上升趋势,其防治可借鉴发达国家在筛查及早诊早治方面的经验。子宫颈癌病因明确,防治措施比较有效,是目前唯一一个可以通过注射 HPV 预防性疫苗和早诊早治得以全面控制的恶性肿瘤。鼻咽癌在我国华南地区高发,在早诊早治方面积累了相当的经验,因此亦列入我国癌症防治项目中。肺癌、肝癌、胃癌、食管癌、结直肠癌、乳腺癌、子宫颈癌及鼻咽癌构成我国癌症的主要负担,是我国当前癌症防控的重点。

国家癌症中心——癌症早诊早治项目团队于 2018 年获得国家重点研发计划资助负责开展"肺癌和结直肠癌多中心筛查的随机对照试验和前瞻性队列研究"和"上消化道癌筛查和干预新型技术开发及评价研究",项目的开展和实施将为制定适宜我国国情的肺癌和上消化道癌筛查及早诊早治方案提供重要的科学依据。在我国上消化道癌高发现场开展的一项大型多中心、以人群为基础的队列研究结果显示一次性内镜筛查可以显著降低食管癌和胃癌的发病率和死亡率。HPV DNA 检测技术用于我国一般人群的子宫颈癌筛查具有广泛的应用前景和价值。在我国鼻咽癌高发区开展的整群随机对照试验研究结果显示:通过血清EB 病毒抗体检测进行筛查可提高早期癌占比,与未筛查人群相比参加筛查的人群鼻咽癌的死亡率显著降低。结合国内外的筛查实践经验,目前在我国开展的癌症筛查项目中,推荐使用的筛查方法列表(表 1-0-2)如下:

表 1-0-2　我国主要推荐使用的癌症筛查方法

癌种	目前主要推荐使用的筛查方法
肺癌	低剂量螺旋 CT
食管癌/胃癌	上消化道内镜检查
结直肠癌	大便隐血试验、结肠镜
乳腺癌	乳腺 X 线摄影联合乳腺超声
肝癌	血清 HBsAg、血清甲胎蛋白(AFP)检测、腹部超声
子宫颈癌	细胞学检查、高危型 HPV DNA 检测、醋酸碘染色肉眼观察
鼻咽癌	血清 EB 病毒相关抗体检测、鼻咽纤维镜检查

我国癌症早诊早治工作可追溯至 20 世纪 50 年代末,在河南林县首次采用细胞学拉网检测技术进行食管癌筛查。20 世纪 70—80 年代,在我国恶性肿瘤高发现场逐步建立起一支专业的肿瘤防治队伍。在极其艰苦的条件下,奋战在抗癌一线的前辈孜孜不倦地探索适合我国国情的癌症防控策略,积累了宝贵的资源和丰富的经验。伴随我国人口老龄化的加剧,癌症负担逐年攀升,癌症防控已上升到国家战略层面,国家启动多项重大公共卫生服务专项,针对严重危害我国居民健康的恶性肿瘤开展筛查和早诊早治工作。

国家癌症中心——中国医学科学院肿瘤医院作为承担单位,于 2012 年启动国家重大公共卫生服务专项——"城市癌症早诊早治项目",针对城市地区居民开展肺癌、乳腺癌、结直肠癌、胃癌、食管癌和肝癌高危风险评估、临床筛查、早诊早治和随访等工作。自"城市癌症早诊早治项目"开展以来已取得了显著的成效。国家高度重视癌症早诊早治工作,逐步加大对"城市癌症早诊早治项目"的支持和投入,并逐步实现我国主要癌症筛查网络全国覆盖。自 2007 年起,在中央补助地方公共卫生专项资助下,启动医改重大专项"淮河流域早诊早治项目"。在江苏、安徽、河南和山东四省的消化系统恶性肿瘤高发现场开展食管癌、胃癌、肝癌筛查及早诊早治工作。2005 年在国家重大公共卫生服务专项资助下,在我国农村地区开展癌症早诊早治工作,针对特定高危人群进行食管癌、胃癌、肝癌、结直肠癌、肺癌和鼻咽癌的筛查。2009 年将农村妇女子宫颈癌和乳腺癌筛查项目列入国家重大公共卫生服务专项。在此基础上,我国还需持续性加大对癌症早诊早治的投入,进一步扩大覆盖范围、完善管理机制、提高质量和效率,旨在让更多的百姓从中获益。

五、提升我国癌症筛查与早诊早治能力

我国在癌症防治方面虽然取得了较为显著的成效,然而防控形势依然非常严峻,仍然面临诸多的问题和挑战。癌症负担仍日益加剧,仍是威胁我国居民健康的罪魁祸首。癌症筛查与早诊早治工作得到了政府的高度重视,国家卫生健康委等十部门联合制定了《健康中国行动——癌症防治实施方案(2019—2022 年)》,明确提出要进一步完善癌症防治体系,显著提升癌症筛查、早诊早治和规范诊疗水平,遏制癌症发病率、死亡率上升的势头。因此,坚持政府主导、部门合作、全社会参与的工作方针,采用预防为主、防治结合、重心下沉、关口前移的战略,是我国癌症防控的重要指导原则。为了进一步提升我国癌症早诊早治能力,需从以下几个方面着手:

(一) 制订符合我国国情重点癌症早诊早治计划

1. 加强对公众癌症防治知识和宣传和教育,普及癌症早期发现、早期诊断及早期治疗的知识,提高防癌知识的知晓率和参与防癌筛查的积极性。

2. 根据我们国家人群分布特征,利用国人自己的数据,针对发病负担重、筛查技术和方案比较成熟的癌种,制订统一规范的筛查和早诊早治技术指南,并在全国推广应用。

3. 将针对病因的一级预防与癌症筛查与早诊早治有机结合,全面提升癌症防控效果,包括在推荐肺癌高危人群进行低剂量螺旋 CT 筛查同时大力倡导控烟以及制定 HPV 疫苗注射与筛查互补的子宫颈癌防控计划等措施。

4. 逐步完善国家、区域、省、市、县癌症防治体系建设。强化基层癌症防治能力建设,加快适宜筛查技术的推广。

5. 正确、合理引导高危人群定期接受防癌体检。加强筛查后续诊疗的连续性,将筛查出的癌症患者及时转介到相关医疗机构,提高筛查和早诊早治效果。

6. 加强癌症诊疗规范化管理,提高癌症早诊早治水平。

7. 多向筹措资金,探索癌症防治与医疗保险制度相结合的模式,保障癌症防治经费长期和持续性投入。

(二) 加快推进癌症综合防控平台建设,实现全网络信息化管理

完善癌症信息防控平台建设,加强癌症防控一体化工作平台建设,进一步融合风险评估、高危筛查、影像上传、癌症随访、肿瘤监测和早诊早治生物样本库等信息系统,实现高效智能管理。依托国家癌症防控信息管理平台,健全肿瘤登记报告制度,提升肿瘤登记数据质量,为实现对癌症筛查效果长期和高效评价奠定基础。加快推进多源异构肿瘤大数据共享和充分利用,为全面提升癌症防治能力提供信息平台保障。

(三) 加强科研攻关,建立癌症早筛研究网络,推进科技成果转化

充分发挥和利用国家癌症中心资源与平台优势,建立国家级早诊早治生物样本库以及中国常见癌症全周期、全链条、多中心大型筛查队列。联合全国高校、科研机构以及医疗机构,进行资源高效、有机整合,建立中国癌症筛查研究网络。强化癌症防治的基础前沿研究、诊治技术和应用示范的全链条部署。充分发挥国家癌症中心及其协同网络在临床研究、成果转化、推广应用方面的引领示范带动作用,持续提升我国癌症防治的整体科技水平。

‖ 参考文献

[1] 郑荣寿,孙可欣,张思维,等. 2015 年中国恶性肿瘤流行情况分析[J].中华肿瘤杂志,2019,41(1): 19-28.

[2] ZENG H M,CHEN W Q,ZHENG R S,et al. Changing cancer survival in China during 2003-15:a pooled analysis of 17 population-based cancer registries[J]. Lancet Glob health,2018,6(5):e555-e567.

[3] CAI Y,XUE M,CHEN W Q,et al. Expenditure of hospital care on cancer in China,from 2011 to 2015[J]. Chin J Cancer Res,2017,29(3):253-262.

[4] 詹思延. 流行病学[M].8 版.北京:人民卫生出版社,2017.

[5] NATIONAL LUNG SCREENING TRIAL RESEARCH TEAM,ABERLE D R,ADAMS A M,BERG C D,et al. Reduced lung-cancer mortality with low-dose computed tomographic screening[J]. N Engl J Med,2011,365 (5):395-409.

[6] EDWARDS B K,WARD E,KOHLER B A,et al. Annual report to the nation on the status of cancer,1975-2006,featuring colorectal cancer trends and impact of interventions (risk factors,screening,and treatment) to reduce future rates[J]. Cancer,2010,116(3):544-573.

[7] WENDER R C,BRAWLEY O W,FEDEWA S A,et al. A blueprint for cancer screening and early detection: advancing screening's contribution to cancer control [J]. CA Cancer J Clin,2019,69(1):50-79.

[8] LAARA E,DAY N E,HAKAMA M. Trends in mortality from cervical cancer in the Nordic countries:association with organised screening programmes[J]. Lancet,1987,1(8544):1247-1249.

[9] WHO. WHO Guidelines for Screening and Treatment of Precancerous Lesions for Cervical Cancer Prevention [M]. Geneva:World Health Organization,2013.

[10] INTERNATIONAL AGENCY FOR RESEARCH ON CANCER. IARC handbooks of cancer prevention. Vol. 17. Colorectal cancer screening[M]. Lyon,France:IARC Press,2019.

[11] ATKIN W,WOOLDRAGE K,PARKIN D M,et al. Long term effects of once-only flexible sigmoidoscopy screening after 17 years of follow-up:the UK Flexible Sigmoidoscopy Screening randomised controlled trial [J]. Lancet,2017,389(10076):1299-1311.

[12] INTERNATIONAL AGENCY FOR RESEARCH ON CANCER. IARC handbooks of cancer prevention. Vol. 15. Breast cancer screening[M]. Lyon,France:IARC Press,2015.

[13] DE KONING H J,VAN DER AALST C M,DE JONG P A,et al. Reduced lung-cancer mortality with volume CT screening in a randomized trial[J]. N Engl J Med,2020,382(6):503-513.

[14] U. S. PREVENTIVE SERVICES TASK FORCE,GROSSMAN D C,CURRY S J,OWENS D K,et al. Screening for prostate cancer:US preventive services task force recommendation statement[J]. JAMA,2018,319 (18):1901-1913.

[15] FENTON J J,WEYRICH M S,DURBIN S,et al. Prostate-Specific Antigen-Based Screening for Prostate Cancer:Evidence Report and Systematic Review for the US Preventive Services Task Force[J]. JAMA, 2018,319(18):1914-1931.

[16] ILIC D,DJULBEGOVIC M,JUNG J H,et al. Prostate cancer screening with prostate-specific antigen (PSA) test:a systematic review and meta-analysis[J]. BMJ,2018,362:k3519.

[17] PONTI A,BASU P,RITCHIE D,et al. Key issues that need to be considered while revising the current annex of the European Council Recommendation (2003) on cancer screening [J]. Int J Cancer,2020,147(1): 9-13.

[18] 宋争放.建立我国癌症筛查制度的战略思考[J].肿瘤预防与治疗,2019,32(3):199-206.

[19] TRIPHURIDET N,HENSCHKE C. Landscape on CT screening for lung cancer in Asia[J]. Lung Cancer, 2019,10:107-124.

[20] CHEN R,LIU Y,SONG G H,et al. Effectiveness of one-time endoscopic screening programme in prevention of upper gastrointestinal cancer in China:a multicentre population-based cohort study[J]. Gut,2021,70(2): 251-260.

[21] ZHAO F H,LIN M J,CHEN F,et al. Performance of high-risk human papillomavirus DNA testing as a primary screen for cervical cancer:a pooled analysis of individual patient data from 17 population-based studies from China[J]. Lancet Oncol,2010,11(12):1160-1171.

[22] JI M F,SHENG W,CHENG W M,et al. Incidence and mortality of nasopharyngeal carcinoma:interim analysis of a cluster randomized controlled screening trial (PRO-NPC-001) in southern China[J]. Ann Oncol, 2019,30(10):1630-1637.

[23] 陈万青,李霓,曹毛毛,等. 2013—2017 年中国城市癌症早诊早治项目基线结果分析[J]. 中国肿瘤, 2020,29(1):1-6.

[24] CHEN H D,LI N,REN J S,et al. Participation and yield of a population-based colorectal cancer screening programme in China[J]. Gut,2019,68(8):1450-1457.

[25] Anonymous. Women's health in rural China[J]. Lancet,2009,374(9687):358.

第二章

癌症负担及主要筛查癌种选择

癌症已成为危害人类生命健康的重大公共卫生问题,是造成居民过早死亡的主要原因。其起病隐匿,早期症状不明显,预后较差。如何控制癌症负担已成为全球关注的卫生战略重点。我国癌症防控形势也十分严峻,2004年至2005年第3次中国居民死因回顾性抽样调查结果显示,中国癌症死亡率居世界较高水平。比20世纪70年代中期第1次死因调查死亡率增加了83.1%,比90年代初期第2次死因调查增加了22.5%。近年来,由于人口老龄化加剧,工业化、城镇化进程加速,癌症疾病负担仍会增加。

第一节　全球癌症概况

根据GLOBOCAN 2020估计,全球癌症新发病例数为1 929.3万例,北美洲、拉丁美洲和加勒比地区、欧洲和亚洲癌症发病率较高。因癌症导致的死亡数为995.8万例,欧洲、亚洲和大洋洲癌症死亡率较高。全球癌症5年患病数为5 055.0万例,其中亚洲占全球同期癌症患病总数的40.8%(表2-1-1)。

表2-1-1　全球癌症分布概况

地区	发病			死亡			5年患病	
	例数/万	发病率/100 000^{-1}	世标率/100 000^{-1}	例数/万	死亡率/100 000^{-1}	世标率/100 000^{-1}	例数/万	患病率/100 000^{-1}
全球	1 929.3	247.5	201.0	995.8	127.8	100.7	5 055.0	648.5
亚洲	950.4	204.8	169.1	580.9	125.2	101.6	2 060.6	444.1
欧洲	439.8	587.4	285.2	195.5	261.1	108.7	1 349.7	1 802.3
北美洲	255.7	693.2	360.7	71.3	109.1	86.5	945.6	2 563.6
拉丁美洲和加勒比地区	147.0	224.8	186.5	71.1	53.1	88.8	383.8	586.8
非洲	110.9	82.7	132.1	69.9	189.6	87.1	216.7	161.6
大洋洲	25.4	595.8	404.6	6.9	162.5	93.2	98.7	2 312.2

资料来源:GLOBAL CANCER OBSERVATORY。

在男性中,2020年全球癌症新发病例数为1 006.5万例,其中肺癌为最常见的癌症,占所有男性癌症的14.3%,其次为前列腺癌(14.1%)、结直肠癌(10.6%)、胃癌(7.1%)、肝癌

（6.3%）等（图2-1-1A）。在女性中，2020年全球癌症新发病例数为922.7万例，其中乳腺癌为最常见的癌症，占所有女性癌症的（24.5%），其次为结直肠癌（9.4%）、肺癌（8.4%）、子宫颈癌（6.5%）和甲状腺癌（4.9%）等（图2-1-1B）。

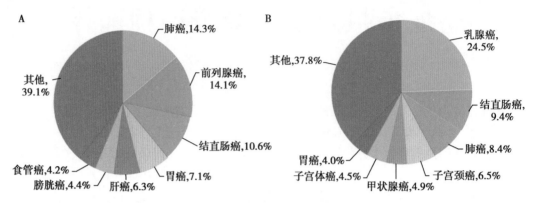

图 2-1-1　男、女性常见癌症发病情况
A.男性；B.女性

2020年男性因癌症死亡人数为552.9万例，与发病相似，肺癌也是男性人群最常见的死亡原因，占所有男性癌症死亡人数的21.5%。其次为肝癌（10.4%）、结直肠癌（9.3%）、胃癌（9.1%）和前列腺癌（6.8%）等（图2-1-2A）。女性中死于癌症人数为442.9万例，其中乳腺癌是导致女性死亡的最常见的癌症，占所有女性癌症死亡人数的15.5%，其次是肺癌（13.7%）、结直肠癌（9.5%）、子宫颈癌（7.7%）和胃癌（6.0%）等（图2-1-2B）。

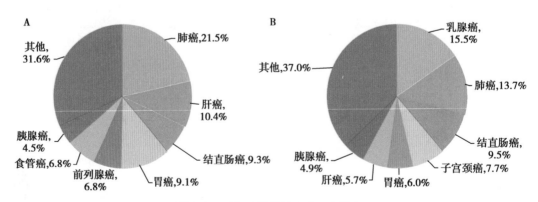

图 2-1-2　男、女性常见癌症死亡情况
A.男性；B.女性

第二节　我国癌症概况

国家癌症中心最新数据显示，2015年中国癌症新发病例数为392.9万例（男性：215.1万例，女性：177.8万例），平均每天约有10 700人诊断为癌症。粗发病率、中国人口年龄标准化率（中标率）和世界人口年龄标准化率（世标率）分别为285.8/10万、190.6/10万和

186.4/10 万,男性发病率明显高于女性,分别为 208.0/10 万和 175.5/10 万。农村地区癌症发病率低于城市地区,分别为 182.7/10 万和 196.1/10 万。东部地区癌症发病率最高(200.0/10 万),西部最低(175.5/10 万)。全国累积发病率为 21.4%。男性和女性累积发病率分别为 24.4%,女性为 18.6%(表 2-2-1)。

表 2-2-1　2015 年中国癌症发病情况

地区	性别	例数/万	发病率/100 000⁻¹	中标率/100 000⁻¹	世标率/100 000⁻¹	累积发病率/%(0~74 岁)
全国	合计	392.9	285.8	190.6	186.4	21.4
	男性	215.1	305.5	208.0	206.5	24.4
	女性	177.8	265.2	175.5	168.5	18.6
城市地区	合计	235.2	305.0	196.1	191.4	21.8
	男性	125.9	319.80	209.1	207.4	24.3
	女性	109.3	289.5	185.4	177.6	19.5
农村地区	合计	157.7	261.4	182.7	179.2	20.9
	男性	89.2	287.3	206.0	204.8	24.5
	女性	68.5	233.9	161.3	155.5	17.3
东部地区	合计	163.1	316.0	200.0	194.4	22.3
	男性	86.6	330.9	211.6	209.4	24.7
	女性	76.5	300.7	190.7	181.7	19.9
中部地区	合计	130.8	283.3	192.5	189.0	21.9
	男性	72.2	303.7	212.7	211.8	25.2
	女性	58.6	261.7	174.6	168.5	18.7
西部地区	合计	99.0	249.5	175.5	172.2	19.8
	男性	56.3	275.0	197.6	196.3	22.9
	女性	42.7	222.4	154.9	149.4	16.6

中标率:2000 年全国标准人口,世标率:Segi's 世界标准人口。
资料来源:2015 年中国恶性肿瘤流行情况分析和 2015 年中国分地区恶性肿瘤发病和死亡分析。

2015 年我国因癌症导致的死亡人数为 233.8 万例(男性:148.0 万例,女性:85.8 万例)。粗死亡率、中标率和世标率分别为 170.1/10 万、106.7/10 万和 105.8/10 万。同癌症发病率一样,癌症死亡率分布具有明显的性别和地区差异。男性标准化死亡率明显高于女性,分别为 139.1/10 万和 75.9/10 万。农村地区标准化死亡率高于城市地区,分别为 110.8/10 万和 103.7/10 万。中部地区死亡率最高(112.3/10 万),西部最低(103.6/10 万)。全国累积死亡率为 11.9%,男性和女性累积死亡率分别为 15.8%和 8.1%(表 2-2-2)。

表 2-2-2   2015 年中国癌症死亡情况

地区	性别	例数/万	死亡率/100 000⁻¹	中标率/100 000⁻¹	世标率/100 000⁻¹	累积死亡率/%（0~74 岁）
全国	合计	233.8	170.1	106.7	105.8	11.9
	男性	148.0	210.1	139.1	138.6	15.8
	女性	85.8	128.0	75.9	74.8	8.1
城市地区	合计	133.1	172.6	103.7	103.0	11.4
	男性	83.5	212.3	134.1	133.8	15.0
	女性	49.6	131.3	74.8	73.7	7.8
农村地区	合计	100.6	166.8	110.8	109.6	12.7
	男性	64.4	207.4	145.7	144.7	16.8
	女性	36.2	123.8	77.4	76.2	8.5
东部地区	合计	92.7	179.6	104.1	103.2	11.5
	男性	57.6	219.9	135.0	134.4	15.2
	女性	35.1	138.2	75.4	74.1	7.9
中部地区	合计	80.0	173.3	112.3	111.6	12.8
	男性	50.6	212.8	146.0	145.6	16.9
	女性	29.4	131.2	80.3	79.3	8.8
西部地区	合计	61.1	153.9	103.6	102.7	11.5
	男性	39.8	194.5	136.8	136.1	15.4
	女性	21.3	110.7	71.2	70.2	7.7

中标率:2000 年全国标准人口,世标率:Segi's 世界标准人口。
资料来源:2015 年中国恶性肿瘤流行情况分析和 2015 年中国分地区恶性肿瘤发病和死亡分析。

2015 年癌症发病数为前 5 位的癌症依次是肺癌(78.7 万例)、胃癌(40.3 万例)、结直肠癌(38.8 万例)、肝癌(37.0 万例)和女性乳腺癌(30.4 万例),占全部癌症发病总数的 57.3%。其中男、女性最常见的癌症分别是肺癌和乳腺癌。近年来男性前列腺癌和女性甲状腺癌发病率逐渐增加,分别排第 6 位和第 4 位。癌症死亡数为前 5 位的癌症依次是肺癌(63.1 万例)、肝癌(32.6 万例)、胃癌(29.1 万例)、食管癌(18.8 万例)以及结直肠癌(18.7 万例),占全部癌症死亡的 69.4%。肺癌是男性和女性最常见的死亡原因,居同期癌症死亡原因第一位。

2000—2011 年,男性癌症标准化发病率较平稳,年变化百分比(annual percentage change,APC)为 0.2%,但女性标准化发病率呈明显增加趋势(APC=2.2%)。其中男性结直肠癌、胰腺癌、前列腺癌、膀胱癌、脑瘤和白血病的发病率呈显著增加趋势。女性结直肠癌、肺癌、乳腺癌、子宫颈癌、子宫体癌和甲状腺癌发病率逐渐攀升。男女性胃癌、食管癌、肝癌发病率均呈下降趋势(表 2-2-3)。

表 2-2-3 2000—2011 年癌症发病率变化趋势

性别	癌种	趋势 1		趋势 2	
		年份	APC/%	年份	APC/%
男性	食管癌	2000—2011	−3.2*		
	胃癌	2000—2003	−5.3*	2003—2011	−1.8*
	结直肠癌	2000—2006	4.2*	2006—2011	1.3*
	肝癌	2000—2011	−1.8*		
	胰腺癌	2000—2011	1.3*		
	肺癌	2000—2011	−0.2		
	前列腺癌	2000—2005	12.6*	2005—2011	4.7*
	膀胱癌	2000—2005	4.1*	2005—2011	0.1
	脑瘤	2000—2011	2.1*		
	白血病	2000—2011	2.5*		
	合计	2000—2011	0.2		
女性	食管癌	2000—2011	−5.5*		
	胃癌	2000—2011	−2.7*		
	结直肠癌	2000—2006	3.2*	2006—2011	0.2
	肝癌	2000—2008	−1.5*	2008—2011	−4.4*
	肺癌	2000—2011	0.9*		
	乳腺癌	2000—2011	3.9*		
	子宫颈癌	2000—2007	15.6*	2007—2011	4.1
	子宫体癌	2000—2011	3.7*		
	卵巢癌	2000—2006	6.3*	2006—2011	−2.8*
	甲状腺癌	2000—2003	4.9	2003—2011	20.1*
	合计	2000—2011	2.2*		

* 表示有统计学差异。

2000—2003 年,男性、女性癌症标准化死亡率均先出现下降趋势,至 2003 年后开始增加,2006 年后呈下降趋势。其中男性胰腺癌、结直肠癌、前列腺癌和白血病的死亡率呈增加趋势。女性结直肠癌、乳腺癌、子宫颈癌、甲状腺癌和卵巢癌死亡率逐渐攀升。男性和女性的胃癌、食管癌、肝癌死亡率均呈明显下降趋势。近年来,标准化死亡率虽呈下降趋势,粗死亡率仍呈增加趋势,实际死亡数从 2000 年的 51 090 人增加至 2011 年的 88 800 人,增加了73.8%(表 2-2-4)。

表 2-2-4   2000—2011 年癌症死亡率变化趋势

性别	癌种	趋势 1		趋势 2		趋势 3	
		年份	APC/%	年份	APC/%	年份	APC/%
男性	食管癌	2000—2004	−6.1*	2004—2011	−2.7*		
	胃癌	2000—2003	−7.5*	2003—2011	−2.3*		
	结直肠癌	2000—2011	1.6*				
	肝癌	2000—2003	−5.5*	2003—2006	1.9	2006—2011	−4.0*
	胰腺癌	2000—2011	1.2*				
	肺癌	2000—2003	−4.1*	2003—2006	2.1	2006—2011	−1.2
	前列腺癌	2000—2011	5.5*				
	膀胱癌	2000—2011	−0.3				
	脑瘤	2000—2003	−5.9	2003—2011	1.7*		
	白血病	2000—2011	1.6*				
	合计	2000—2003	−4.4*	2003—2006	1.1	2006—2011	−1.4*
女性	食管癌	2000—2011	−6.4*				
	胃癌	2000—2003	−7.1*	2003—2011	−2.7*		
	结直肠癌	2000—2011	0.5				
	肝癌	2000—2003	−4.5*	2003—2006	0.6	2006—2011	−4.2*
	肺癌	2000—2011	−0.4				
	乳腺癌	2000—2011	1.1*				
	子宫颈癌	2000—2011	5.9*				
	子宫体癌	2000—2011	0.0				
	卵巢癌	2000—2003	21.6*	2003—2011	1.7		
	甲状腺癌	2000—2011	1.6				
	合计	2000—2003	−2.7*	2003—2006	0.5	2006—2011	−1.1*

* 表示有统计学差异。

2003—2015 年,癌症生存率呈明显增加趋势,由 30.9%(95%CI:30.6~31.2)增加至 40.5%(95%CI:40.3~40.7)。子宫颈癌、甲状腺癌、骨肿瘤的标准化 5 年相对生存率均呈现不同程度的增加。5 年相对生存率前 5 位的癌症为甲状腺癌(84.3%)、乳腺癌(82.0%)、膀胱癌(72.9%)、子宫体癌(72.8%)以及肾癌(69.8%)。在所有癌症中,生存率最低的癌症是胰腺癌(7.2%)。长期占据中国癌症发病和死亡第 1 位的肺癌生存率也呈现增加趋势,由 16.1%增加至 19.7%(图 2-2-1)。

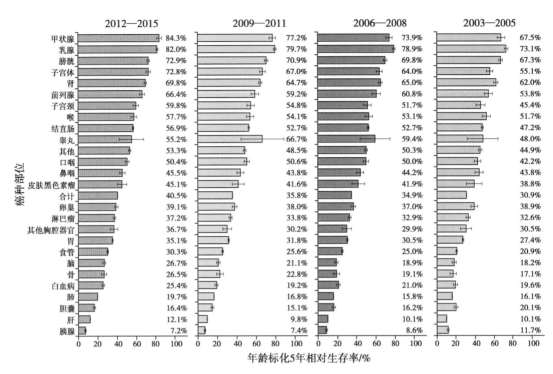

图 2-2-1　2003—2015 年中国癌症 5 年标化生存率变化趋势

第三节　肺癌流行病学现状

肺癌是全球发病率位列第 2 位、死亡率位列首位的癌症,严重危害人类健康。GLOBO-CAN 2020 发布的数据表明,2020 年全球肺癌发病人数为 220.7 万例,死亡人数为 179.6 万例,分别占所有癌症发病和死亡人数的 11.4% 和 18.0%。男性人群中,肺癌是包括中国在内等 93 个国家主要的死亡原因。在女性中,肺癌是 28 个国家中癌症死因的第 1 位。我国肺癌发病人数占全球肺癌发病的 37.0%,死亡人数占全球肺癌死亡的 39.8%。

国家癌症中心数据显示,2014 年中国肺癌新发病例为 78.2 万例(男性:52.1 万例,女性:26.1 万例)。肺癌粗发病率为 57.1/10 万(男性:74.3/10 万,女性:39.1/10 万)。中标率为 36.7/10 万(男性:49.9/10 万,女性:23.9/10 万)。世标率为 36.6/10 万(男性:50.0/10 万,女性:23.6/10 万)。0～74 岁累积发病率为 4.5%,男性为 6.2%,女性为 2.8%。男性肺癌发病率、中标率、世标率、0～74 岁累积发病率均高于女性。不同地区相比,城市地区的肺癌发病率高于农村地区,分别为 61.0/10 万和 52.4/10 万,调整年龄结构后,城市地区的肺癌发病率与农村地区接近。但城市地区的发病人数(45.7 万例)显著大于农村地区(32.4万例)(图 2-3-1)。

2014 年全国肺癌死亡人数为 62.6 万例,男性肺癌死亡人数显著大于女性,分别为 42.8万例和 19.8 万例。全国肺癌死亡率为 45.8/10 万,男性为 61.1/10 万,女性为 29.7/10 万。中标率为 28.5/10 万,男性为 40.3/10 万,女性为 17.1/10 万。世标率为 28.3/10 万,男性为40.2/10 万,女性为 16.9/10 万。全国 0～74 岁累积死亡率为 3.3%,男性为 4.8%,女性为

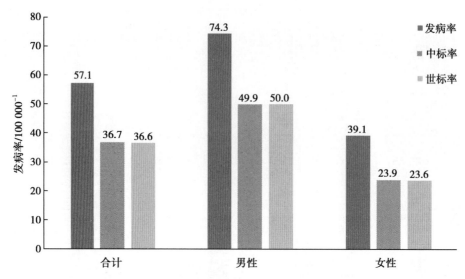

图 2-3-1　2014 年中国肿瘤登记地区肺癌发病情况

1.9%。肺癌是我国男性、女性中死亡率最高的癌症,男性肺癌的死亡率、中标率、世标率均显著大于女性。此外,我国肺癌分布存在明显地区差异,城市地区的肺癌死亡病例数和死亡率均高于农村地区,但调整年龄结构后,城市地区的肺癌死亡率低于农村地区。肺癌死亡率除城乡差异外,也具有一定地理分布特征。东北地区肺癌死亡率最高,西北地区肺癌死亡率最低(图 2-3-2)。

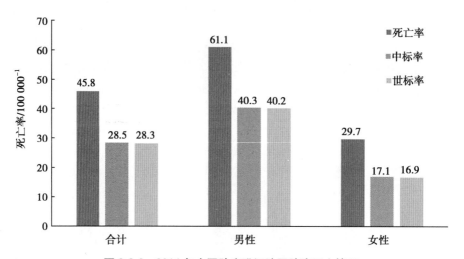

图 2-3-2　2014 年中国肿瘤登记地区肺癌死亡情况

我国肺癌发病率在 45 岁后快速上升,80~84 岁达到峰值,随后有所下降,城市地区和农村地区的肺癌年龄别发病率趋势相似。近年来,肺癌平均发病年龄有所下降,2000 年的肺癌标准化平均发病年龄为 66.2 岁,2014 年肺癌标准化平均发病年龄为 65.6 岁($P = 0.385$)。城市地区肺癌发病平均年龄也呈现下降趋势($P = 0.089$),但农村肺癌标准化发病平均年龄逐渐增加($P < 0.001$)。

2000—2014 年我国肺癌粗发病率整体呈显著增加趋势。在男性人群中,2000 年肺癌发病率和中标率分别为 57.0/10 万和 48.4/10 万,2014 年肺癌粗发病率和中标率分别为 89.5/10 万和 46.9/10 万。女性 2000 年肺癌粗发病率和中标率分别为 27.8/10 万和 20.2/10 万,2014 年肺癌粗发病率和中标率分别为 51.3/10 万和 25.4/10 万。2000—2014 年,所有肿瘤登记地区肺癌粗发病率和中标率均呈上升趋势,平均年均变化百分比为(average annual percentage change,AAPC)3.8%(95%CI:3.5~4.1),中标率 AAPC 为 0.4%(95%CI:0.2~0.7)。女性粗发病率平均每年的上升幅度大于男性(男性:AAPC = 3.5%,95%CI:3.2~3.7;女性:AAPC = 4.5%,95%CI:4.1~5.0),调整人口年龄结构后,男性和女性发病率的年平均上升幅度均有所下降(男性:AAPC = −0.2%,95%CI:−0.4~0.0;女性:AAPC = 1.4%,95%CI:1.0~1.9)(图 2-3-3)。

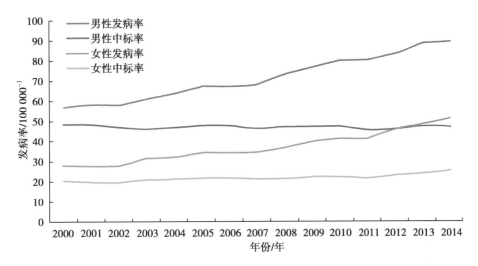

图 2-3-3　2000—2014 年不同性别肺癌发病率变化趋势

2000—2011 年我国肺癌死亡率呈缓慢下降趋势。男性人群中,2000—2003 年,肺癌死亡率以 4.1% 速度显著下降,随后有所增加,至 2006 年后开始下降,但下降速度变缓,APC 为 −1.2%。女性肺癌死亡率下降不明显,平均每年下降 0.4%(表 2-2-4)。2003—2015 年,肺癌 5 年相对生存率逐步改善,2003—2005 年肺癌标准化 5 年相对生存率为 16.1%(95%CI:15.6~16.6),2012—2015 年肺癌标准化 5 年相对生存率为 19.7%(95%CI:19.3~20.1),但仍显著低于全国平均水平(40.5%)(图 2-2-1)。其中男性肺癌标准化 5 年相对生存率为 16.8%,女性肺癌标准化 5 年相对生存率为 25.1%。

烟草是肺癌最为常见的危险因素。我国通过颁发相关控烟条例,加强税收等措施力求降低我国吸烟率。然而,2019 年发表在 *Lancet Respiratory Medicine* 的一项研究指出,我国自 2003 年签署《世界卫生组织烟草控制框架公约》后的 10 年间(2003—2013 年),吸烟率并没有得到有效下降,反而 40 岁以下的年轻女性和青少年吸烟率有所增加。吸烟率持久不降为肺癌防治造成了一定困难。近年来人口老龄化加剧、空气污染($PM_{2.5}$ 和氡的暴露)等原因使我国肺癌防控形势更为严峻。

第四节　胃癌流行病学现状

　　胃癌是消化系统中最常见的癌症,预后相对较差,严重威胁人类健康。根据国际癌症研究机构的统计数据,2020 年全球胃癌新发病例约 108.9 万例,因胃癌死亡病例约 76.9 万例,胃癌位于癌症发病数的第 5 位、死亡数的第 4 位。超过 70% 的胃癌新发病例发生在发展中国家,约 75.3% 的病例发生在亚洲地区,主要集中在中国、日本和韩国。我国胃癌新发病例和死亡病例分别占全球胃癌发病和死亡的 43.9% 和 48.6%。如何降低胃癌发病率和死亡率成为亟待解决的重大公共卫生问题。

　　2015 年,中国胃癌新发病例为 40.3 万例,其中男性为 28.1 万例,女性为 12.2 万例。全国胃癌发病率为 29.3/10 万,中标率为 18.7/10 万,世标率为 18.6/10 万。男性发病率为 40.0/10 万,女性发病率为 18.2/10 万。调整中国人口结构后,男性发病率仍大于女性,分别为 26.5/10 万和 11.1/10 万。不同地区相比,农村地区的胃癌粗发病率(32.8/10 万)高于城市地区(26.6/10 万),调整中国人口结构后,农村地区和城市地区的胃癌发病率分别为 21.8/10 万和 16.4/10 万。全国 0~74 岁累积发病率为 2.3%。男性为 3.3%,女性为 1.3%(图 2-4-1)。

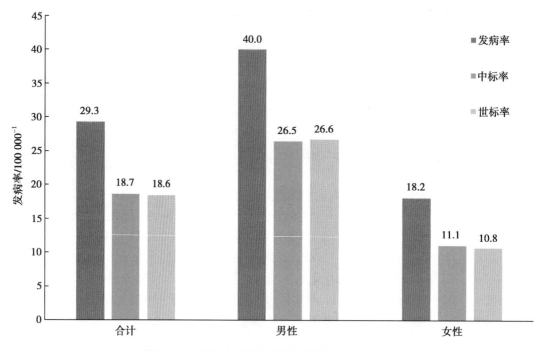

图 2-4-1　2015 年中国肿瘤登记地区胃癌发病情况

　　2015 年中国约有 29.1 万人死于胃癌,死亡率为 21.2/10 万。其中男性胃癌死亡病例数为女性的 2.3 倍,分别为 20.1 万例和 9.0 万例。男性死亡率显著大于女性,分别为 28.6/10 万和 13.4/10 万。调整年龄结构后,男性中标率为 18.8/10 万,世标率为 18.6/10 万。女性中标率为 7.7/10 万,世标率为 7.5/10 万。不同地区相比,城市地区的胃癌死亡病例数(14.4 万例)略低于农村地区(14.8 万例)。但农村地区的胃癌死亡率高于城市地区,分别为 15.8/10 万和 11.1/10 万。全国 0~74 岁累积死亡率为 1.5%。男性为 2.2%,女性为 0.8%(图 2-4-2)。

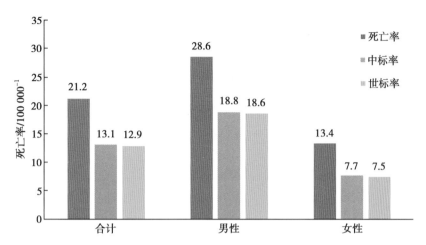

图 2-4-2　2015 年中国肿瘤登记地区胃癌死亡情况

胃癌发病率随着年龄增加而逐渐增加,40 岁之前处于较低水平,40 岁后开始快速增加,80~84 岁达到高峰,其后有所下降。男女性均在 60~69 岁年龄组发病数最多,其中男性发病数约为女性的 2 倍。2000—2015 年中国肿瘤登记数据显示我国胃癌发病平均年龄从 64.9 岁增加至 67.4 岁($P<0.001$),调整年龄结构后,胃癌发病平均年龄增幅缩小。

2000—2015 年胃癌标准化发病率呈下降趋势,平均每年下降 3.0%(95%CI:$-3.5 \sim -2.4$)。在男性人群中,2000—2003 年,胃癌标准化发病率以 5.5%(95%CI:$-6.9 \sim -4.1$)速度下降,2003—2010 年后,下降速度变缓,随后迅速下降,2000—2015 年男性胃癌发病率平均每年下降 3.1%(95%CI:$-3.4 \sim -2.7$)。在女性人群中,2000—2015 年,胃癌标准化发病率平均每年下降 2.8%(95%CI:$-3.1 \sim -2.6$)。农村胃癌发病率呈增加趋势,平均每年增加 1.2%(95%CI:$0.4 \sim 2.1$),调整年龄结构后,胃癌发病率出现下降趋势。城市地区的胃癌标准化发病率平均每年下降 3.2%(95%CI:$-3.7 \sim -2.6$)。

2000—2011 年,胃癌标准化死亡率呈下降趋势。男性人群中,2000—2003 年胃癌标准化死亡率平均每年下降 7.5%。2003—2011 年下降趋势变缓,APC 为-2.3%。女性胃癌死亡率变化趋势与男性基本相似,2000—2003 年,胃癌标准化死亡率平均每年下降 7.1%,2003—2011 年死亡率下降趋势变慢,APC 为-2.7%(表 2-2-4)。

根据 2003—2015 年全国 17 个肿瘤登记地区数据显示,胃癌合计标准化 5 年相对生存率从 27.4%(95%CI:$26.7 \sim 28.1$)增加至 35.1%(95%CI:$34.5 \sim 35.7$)(图 2-2-1),男性和女性 2015 年标准化 5 年相对生存率分别为 35.0% 和 35.4%。城市地区和农村地区的胃癌标准化 5 年相对生存率分别为 36.9% 和 34.4%。我国胃癌 5 年相对生存率在过去 10 年中虽呈显著增加趋势,但仍然低于日本(62.1%)和韩国(73.1%)。

研究发现幽门螺杆菌感染是导致胃癌发生明确且最主要原因。此外,吸烟、饮酒和高盐饮食等均是胃癌的危险因素。随着社会经济发展,人民生活和医疗水平提高、健康意识的增强,我国胃癌发病率和死亡率呈下降趋势,但由于我国人口基数大,老龄化严重,我国胃癌疾病负担仍十分严重,如何有效控制胃癌疾病负担仍是我国癌症防控中的重点。

第五节 结直肠癌流行病学现状

结直肠癌是最常见的癌症之一,是仅次于肺癌和胃癌的第三大高发癌症,GLOBOCAN 2020 显示其发病数在全球居于癌症第 3 位,死亡数高居第 2 位。我国结直肠癌负担仍较重,是消化系统发病数第 2 位、死亡数第 5 位的癌症。近年来随着我国居民生活方式的改变,饮食结构的西化以及人口老龄化的加剧,结直肠癌发病率总体呈现上升趋势,并呈现出地区、性别以及年龄差异。此外,数据表明,中国结直肠癌平均医疗费用从 2002 年的 23 275 元增长至 2010 年的 56 010 元,为国家和居民带来严重的经济负担。

2013 年,中国结直肠癌新发病例为 34.8 万例,其中男性为 20.0 万例,女性为 14.8 万例。全国结直肠癌发病率为 25.6/10 万,中标率为 17.5/10 万,世标率为 17.2/10 万。男性发病率为 28.6/10 万,女性发病率为 22.3/10 万。调整人口结构后,男性发病率仍大于女性,分别为 20.4/10 万和 14.6/10 万。不同地区相比,农村结直肠癌粗发病率(19.4/10 万)显著低于城市地区(30.9/10 万),经中国人口标准化后,发病率分别为 13.9/10 万和 20.4/10 万。全国 0~74 岁累积发病率为 2.1%。男性为 2.4%,女性为 1.7%(图 2-5-1)。

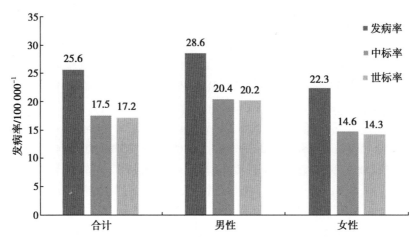

图 2-5-1 2013 年中国肿瘤登记地区结直肠癌发病情况

结直肠癌发病率在 35 岁之前处于较低水平,35 岁之后快速增长,到 80~84 岁达到高峰,为 174.7/10 万。城市和农村地区结直肠癌的年龄别发病率变化趋势基本相同,均在 80~84 岁达到高峰,随后开始下降。40~85 岁及以上年龄组中,城市结直肠癌年龄别发病率均高于农村地区(图 2-5-2)。

2013 年,中国结直肠癌死亡病例为 16.5 万例,其中男性为 9.4 万例,女性为 7.1 万例。全国结直肠癌死亡率为 12.1/10 万,中标率为 7.9/10 万,世标率为 7.8/10 万。男性死亡率为 13.5/10 万,女性死亡率为 10.7/10 万。经中国人口标准化后,男性死亡率仍大于女性,分别为 9.4/10 万和 6.4/10 万。不同地区相比,农村结直肠癌粗死亡率(9.5/10 万)显著低于城市地区(14.4/10 万),经中国人口标准化后,分别为 6.5/10 万和 9.0/10 万。全国 0~74 岁累积死亡率为 0.8%。男性为 1.0%,女性为 0.7%(图 2-5-3)。

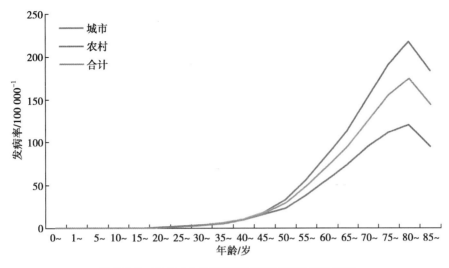

图 2-5-2　2013 年不同地区结直肠癌年龄别发病率

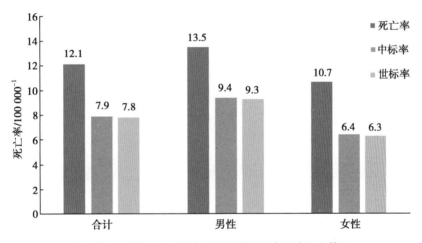

图 2-5-3　2013 年中国肿瘤登记地区结直肠癌死亡情况

　　结直肠癌死亡率在 40 岁之前处于较低水平,40 岁之后快速增长,84 岁后增加趋势变缓。城市和农村地区年龄别死亡率变化趋势基本相同,均随着年龄而逐渐增加。50~85 岁及以上年龄组中,城市结直肠癌年龄别死亡率均高于农村地区(图 2-5-4)。

　　2000—2011 年间,结直肠癌标准化发病率呈明显增加趋势。在男性人群中,2000—2006年间,结直肠癌标准化发病率每年增加 4.2%,2006—2011 年后,增加速度变缓,APC 为1.3%。在女性人群中,2000—2006 年,结直肠癌标准化发病率以 3.2% 呈增加趋势,随后增加速度变缓,APC 为 0.2(表 2-2-3)。通过对比 2013 年与 1990 年中国人群结直肠癌疾病负担发现,2013 年结直肠癌疾病负担仍处于较高水平,研究表明城镇化进程年增长率为 3%,预计 2030 年将会有 1 亿人居住在城市中,结直肠癌负担仍会增加。

　　1987—2015 年城市男性、城市女性、农村男性、农村女性的结直肠癌标准化死亡率表明:男性结直肠癌标准化死亡率呈上升趋势,女性结直肠癌标准化死亡率小幅度下降。其中城市男性结直肠癌标准化死亡率平均每年增加 0.5%,农村男性结直肠癌标准化死亡率平均每

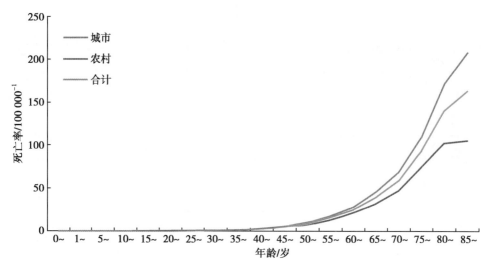

图 2-5-4　2013 年中国不同地区结直肠癌年龄别死亡率

年增加 0.6%,城市女性结直肠癌标准化死亡率平均每年下降 0.6%,农村女性结直肠癌标准化死亡率平均每年下降 0.5%。

根据 2003—2015 年全国 17 个肿瘤登记地区数据显示,结直肠癌 5 年相对生存率从47.2%(95%CI:46.1~48.3)增加至 56.9%(95%CI:56.2~57.5)(图 2-2-1),但仍远低于发达国家。男性和女性 2015 年 5 年相对生存率分别为 56.3% 和 57.7%。城市地区和农村地区的结直肠癌 5 年相对生存率分别为 59.3% 和 52.6%。

第六节　肝癌流行病学现状

肝癌是全球常见的癌症之一,居癌症发病顺位的第 6 位,死亡顺位的第 3 位,主要发生在亚洲国家。GLOBOCAN 2020 发布的数据表明 2020 年全球肝癌发病人数为 90.6 万例,我国肝癌发病人数占全球肝癌的 45.3%。2020 年全球肝癌死亡人数为 83.0 万例,我国肝癌死亡人数占全球肝癌死亡的 47.1%。

肝癌是我国常见的癌症,其发病率和死亡率分别居第 5 位和第 2 位。全国肿瘤登记中心数据显示 2015 年我国肝癌发病人数为 37.0 万例(男性:27.4 万例,女性:9.6 万例),占同期全国癌症发病总数的 9.4%。发病粗率、中标率和世标率分别为 26.9/10 万、17.6/10 万和17.4/10 万,男性标准化发病率明显高于女性,分别为 26.6/10 万和 8.6/10 万(图 2-6-1)。不同地区相比,农村地区发病率(20.1/10 万)高于城市地区(15.9/10 万),西部地区发病率最高(20.7/10 万),东部地区发病率最低(15.0/10 万)。

2015 年,中国肝癌死亡病例为 32.6 万例,其中男性为 24.2 万例,女性为 8.4 万例。全国肝癌死亡率为 23.7/10 万,中标率为 15.3/10 万,世标率为 15.1/10 万。男性死亡率显著大于女性,分别为 34.3/10 万和 12.6/10 万。经中国人口标准化后,男性死亡率仍大于女性,分别为 23.3/10 万和 7.4/10 万。不同地区相比,农村地区肝癌死亡率(17.2/10 万)高于城市地区(14.0/10 万),西部地区死亡率最高,东部最低。全国 0~74 岁累积死亡率为1.8%。男性为 2.7%,女性为 0.8%(图 2-6-2)。

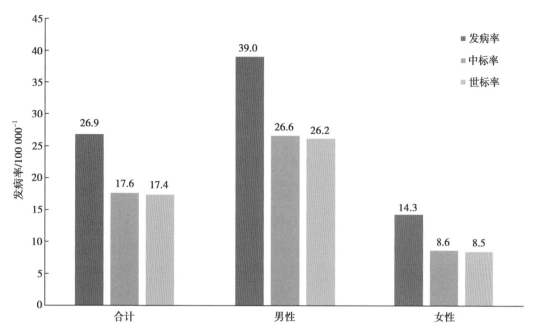

图2-6-1 2015年中国肿瘤登记地区肝癌发病情况

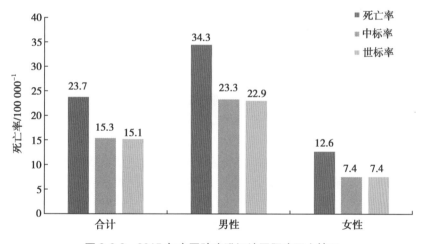

图2-6-2 2015年中国肿瘤登记地区肝癌死亡情况

我国肝癌发病率在30岁后快速上升,80~84岁达到峰值,随后有所下降,城市地区和农村地区肝癌年龄发病率趋势相似。近年来,肝癌平均发病年龄有所增加。2000年男性肝癌平均发病年龄为58.8岁,2014年肝癌平均发病年龄为62.4岁。女性中,2000年和2014年肝癌平均发病年龄分别为64.0岁和69.0岁。城市地区和农村地区肝癌的平均年龄均逐年增加。

2000—2011年我国肝癌标准化发病率在男性和女性中均呈下降趋势。2000年肝癌合计标准化发病率为19.9/10万,2011年肝癌合计标准化发病率为15.4/10万。其中男性肝癌标准化发病率平均每年以1.8%速度下降。女性标准化发病率在2009年之前,以1.6%速度下降,2009—2011年,下降速度加快,APC为-6.1%,平均每年下降2.1%。

2000—2011 年我国肝癌标准化死亡率在男性和女性中均呈下降趋势。其中男性肝癌标准化死亡率以平均每年 2.2% 速度下降。女性标准化死亡率在 2008 年之前,以每年 2.0% 速度下降,2008—2011 年下降速度加快(APC = -4.7%)。2000—2011 年间肝癌标准化死亡率平均每年下降 2.3%。

根据 2003—2015 年全国 17 个肿瘤登记地区数据显示,肝癌合计标准化 5 年相对生存率从 10.1%(95%CI:9.5~10.7)增加至 12.1%(95%CI:11.7~12.6)(图 2-2-1),仅高于胰腺癌(7.2%),男性和女性 2015 年肝癌标准化 5 年相对生存率分别为 12.2% 和 13.1%。城市地区和农村地区的肝癌标准化 5 年相对生存率分别为 14.0% 和 11.2%。

大量病因学调查表明吸烟、饮酒、肝炎病毒以及黄曲霉毒素感染等因素是肝癌主要的致病因素。1992 年原卫生部将乙肝疫苗纳入儿童计划免疫管理,自费接种。至 2005 年,国务院颁布的《疫苗流通和预防接种管理条例》《新生儿免费接种疫苗》政策实现了新生儿乙肝疫苗免费接种。但疫苗发挥效果存在严重的滞后性,且受益人群只局限于 1992 年后出生的儿童。因而至今仍有数目巨大的感染人群。近年来,由非病毒感染因素导致的肝癌人数增加,对肝癌防控造成了一定的困难。

第七节 乳腺癌流行病学现状

乳腺癌是全球常见的癌症,在癌症发病顺位第 1 位,死亡顺位中为 5 位。GLOBOCAN 2020 发布的数据表明 2020 年全球乳腺癌发病人数为 226.1 万人,我国乳腺癌发病人数占全球乳腺癌发病人数的 18.4%。全球乳腺癌死亡人数为 68.5 万人,我国乳腺癌死亡人数占全球乳腺癌死亡人数的 17.1%。

2014 年全国共 27.9 万例乳腺癌患者,发病率为 41.8/10 万,占同期癌症发病的 16.5%。中标率和世标率分别为 30.7/10 万和 28.8/10 万。城市乳腺癌发病率约为农村的 1.4 倍,分别为 34.9/10 万和 24.9/10 万。乳腺癌发病与地区环境、经济因素有关。城市地区的乳腺癌发病率高于农村地区,上海、北京及沿海地区等经济较发达地区成为我国乳腺癌的高发地区。全国 0~74 岁乳腺癌累积发病率为 3.1%,城市为 3.6%,农村为 2.5%(表 2-7-1)。

我国乳腺癌发病年龄高峰为 55~59 岁,2000—2014 年女性乳腺癌发病平均年龄呈增加趋势。2000 年我国乳腺癌平均发病年龄为 54.4 岁,2014 年我国乳腺癌平均发病年龄为 57.0 岁,实际平均发病年龄约增加 3 岁。对年龄标准化后,趋势变化不明显,但我国女性乳腺癌平均发病年龄仍显著低于西方国家。

2014 年全国共 6.6 万人死于乳腺癌,死亡率为 9.9/10 万,占同期癌症死亡的 7.8%。中标率和世标率分别为 6.5/10 万和 6.4/10 万。城市地区和农村地区的乳腺癌死亡率分别为 7.0/10 万和 5.8/10 万。全国 0~74 岁累积死亡率为 0.7%,城市为 0.7%,农村为 0.6%(表 2-7-1)。

近年来,乳腺癌中标率呈显著增加趋势。2000 年乳腺癌中标率为 25.9/10 万,2014 年乳腺癌中标率为 40.5/10 万。平均每年以 4.6%(95%CI:3.6~5.7)的速度增加。城市地区和农村地区乳腺癌中标率均呈上升趋势。2000—2014 年,农村地区女性乳腺癌中标率从 10.3/10 万增加至 24.8/10 万(粗发病率:AAPC = 9.1%,95%CI:8.3~9.9;中标率:AAPC = 7.0%,95%CI:6.2~7.9)。城市地区女性乳腺癌中标率从 30.1/10 万增加至 43.5/10 万(粗发病率:AAPC=4.5%,95%CI:4.0~5.1;中标率:AAPC=2.8%,95%CI:2.3~3.2),农村地区增加幅度大于城市地区(图 2-7-1)。

表 2-7-1 2014 年中国女性乳腺癌流行病学情况

地区	例数/	粗率/	中标率/	世标率/	累积率/%
	万	100 000⁻¹	100 000⁻¹	100 000⁻¹	(0~74 岁)
发病					
全国	27.9	41.8	30.7	28.8	3.1
城市	18.5	49.9	34.9	32.8	3.6
农村	9.4	31.7	24.9	23.2	2.5
死亡					
全国	6.6	9.9	6.5	6.4	0.7
城市	4.2	11.5	7.0	6.9	0.7
农村	2.4	7.9	5.8	5.6	0.6

中标率:2000 年全国标准人口,世标率:Segi's 世界标准人口。
资料来源:2014 年中国女性乳腺癌发病与死亡分析。

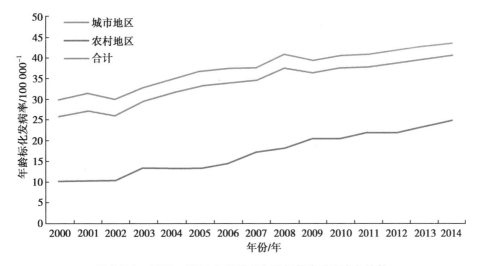

图 2-7-1 2000—2014 年乳腺癌年龄标化发病率变化趋势

由中国人口协会联合相关单位发布的《中国乳腺疾病调查报告》指出,我国城市中乳腺癌的死亡率增长了 38.9%,乳腺癌已成为对妇女健康威胁最大的疾病。2003—2012 年中国女性乳腺癌标准化死亡率呈小幅度增加趋势。2003 年女性乳腺癌标准化死亡率为 6.6/10 万,2012 年女性乳腺癌标准化死亡率为 7.0/10 万。城市地区 2003—2012 年各年间乳腺癌死亡率均大于农村地区,但二者差距逐渐缩小。2003 年,城市地区乳腺癌死亡率是农村地区的 1.9 倍。2012 年,城市地区乳腺癌死亡率是农村地区的 1.2 倍(图 2-7-2)。

乳腺癌预后较好,生存率仅次于甲状腺癌(84.3%)。肿瘤登记数据显示 2003—2015 年乳腺癌生存率逐年改善,平均每年增加 2.5%,2015 年乳腺癌标准化 5 年相对生存率为

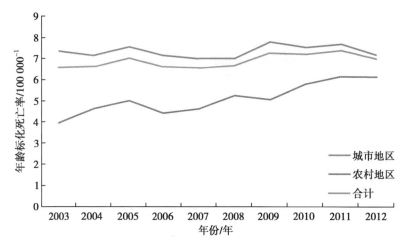

图 2-7-2　2003—2012 年乳腺癌年龄标化死亡率变化趋势

82.0%（95%CI：81.0~83.0）（图 2-2-1）。城市地区和农村地区 2015 年乳腺癌标准化 5 年相对生存率分别为 84.9%和 72.9%。

第八节　食管癌流行病学现状

食管癌是起源于食管黏膜上皮的癌症,病理类型主要为鳞癌和与 Barrett 相关的腺癌,是我国常见消化道癌症之一。GLOBOCAN 2020 数据显示,全球食管癌新发病例和死亡病例分别为 60.4 万例和 54.4 万例,在癌症发病和死亡顺位中分别居第 8 位和第 6 位。我国食管癌新发病例和死亡病例分别占全球总数的 53.7%和 55.3%。食管癌作为我国重点防治癌种之一,是我国农村地区主要公共卫生问题。食管癌多呈地域性聚集性分布,我国华北太行山地区、大别山地区、四川北部、江苏北部以及东南闽粤交界的沿海地区等均是食管癌高发区。临床上,食管癌患者就诊时多处于疾病的中晚期,治疗效果不佳,5 年生存率为 15%~25%。

2015 年,中国约有 24.6 万食管癌新发病例,男性新发病例数显著高于女性,分别为 17.7 万例和 6.9 万例。我国食管癌发病率、中标率、世标率分别为 17.9/10 万、11.1/10 万和 11.3/10 万。男性食管癌发病率大于女性。城乡比较,农村地区食管癌新发病例数显著大于城市地区,约为城市地区的 1.5 倍。农村地区食管癌发病率、中标率、世标率分别为 24.6/10 万,16.0/10 万和 16.1/10 万。城市地区食管癌发病率、中标率、世标率分别为 12.6/10 万、7.6/10 万和 7.7/10 万(图 2-8-1)。

2015 年,我国约有 18.8 万人死于食管癌,男性食管癌死亡人数约为女性的 2.7 倍。2015 年我国食管癌死亡率、中标率和世标率分别为 13.7/10 万,8.3/10 万和 8.4/10 万。农村地区食管癌死亡例数大于城市地区,分别为 11.1 万例和 7.7 万例。农村地区食管癌死亡率、中标率和世标率分别为 18.4/10 万、11.7/10 万和 11.7/10 万。城市地区食管癌死亡率,中标率和世标率分别 10.0/10 万、5.9/10 万和 5.9/10 万(图 2-8-2)。

2000—2011 年我国食管癌标准化发病率呈下降趋势。2000 年的食管癌标准化发病率为 15.9/10 万,2011 年的食管癌标准化发病率为 10.0/10 万。其中男性食管癌标准化发病

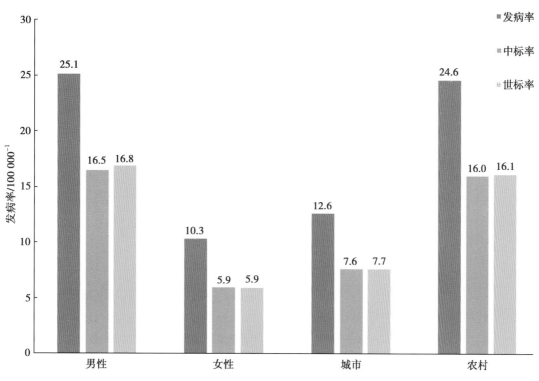

图 2-8-1　2015 年中国肿瘤登记食管癌发病情况

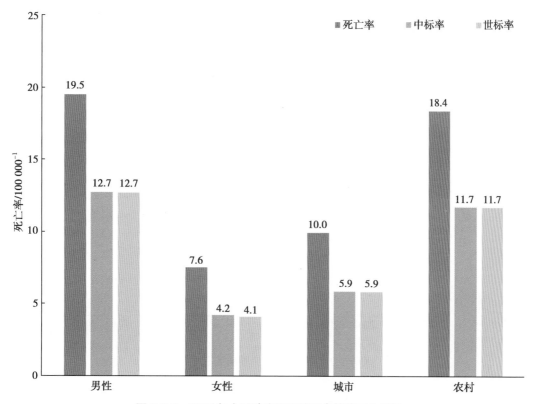

图 2-8-2　2015 年中国肿瘤登记地区食管癌死亡情况

率由 2000 年的 21.7/10 万下降至 2011 年的 14.5/10 万,平均每年下降 3.5%,但粗发病率下降不明显。女性标准化食管癌发病率由 2000 年的 10.7/10 万下降至 2011 年的 5.7/10 万,平均每年下降 5.7%,粗发病率平均每年下降 2.5%(图 2-8-3)。

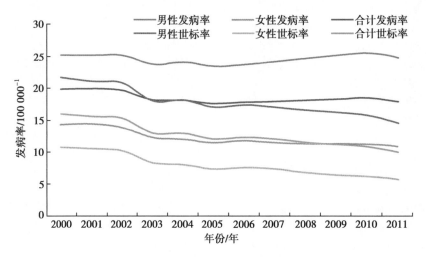

图 2-8-3   2000—2011 年中国 22 个肿瘤登记地区食管癌发病率

与发病率趋势相似,2000—2011 年,食管癌标准化死亡率亦呈下降趋势。2000 年和 2011 年食管癌死亡率分别为 16.1/10 万和 14.3/10 万。世标率分别为 12.7/10 万和 7.6/10 万。男性、女性食管癌标准化死亡率呈明显下降趋势。其中男性食管癌标准化死亡率由 2000 年的 17.7/10 万下降至 2011 年的 11.4/10 万,平均每年下降 3.9%,但粗死亡率下降不明显,平均每年下降 0.2%。女性食管癌标准化死亡率由 2000 年的 8.2/10 万下降至 2011 年的 3.9/10 万,平均每年下降 6.5%,粗死亡率平均每年下降 2.7%(图 2-8-4)。

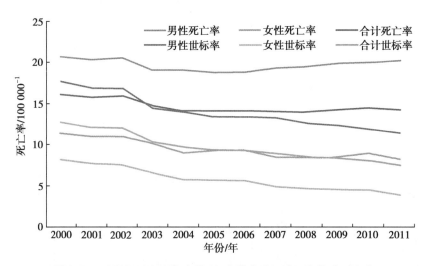

图 2-8-4   2000—2011 年中国 22 个肿瘤登记地区食管癌死亡率

第九节 子宫颈癌流行病学现状

我国子宫颈癌发病率居世界第2位,GLOBOCAN 2020显示全球子宫颈癌新发病例和死亡病例分别为60.4万例和34.2万例。中国占同期子宫颈癌发病数和死亡数的18.2%和17.3%。

2014年,中国约有10.2万子宫颈癌新发病例。发病率、中标率、世标率分别为15.3/10万、11.6/10万和10.6/10万。0~74岁累积发病率为1.11%。不同地区相比,城市地区子宫颈癌新发病例数大于农村地区,约为城市地区的1.2倍。农村地区子宫颈癌发病率、中标率、世标率分别为15.3/10万、12.1/10万和11.2/10万。城市地区子宫颈癌发病率、中标率、世标率分别为15.3/10万、11.2/10万和10.2/10万(表2-9-1)。

2014年,中国约有3.0万子宫颈癌死亡病例。死亡率、中标率和世标率分别为4.6/10万、3.1/10万和3.0/10万。不同地区相比,城市地区子宫颈癌死亡例数大于农村地区。农村地区子宫颈癌死亡率、中标率和世标率分别为4.7/10万、3.4/10万和3.3/10万。城市地区子宫颈癌死亡率、中标率和世标率分别为4.4/10万、2.9/10万和2.8/10万(表2-9-1)。

表2-9-1 2014年中国女性子宫颈癌流行病学情况

地区	例数/ 万	粗率/ 100 000⁻¹	中标率/ 100 000⁻¹	世标率/ 100 000⁻¹	累积率/% (0~74岁)
发病					
全国	10.2	15.3	11.6	10.6	1.1
城市	5.6	15.3	11.2	10.2	1.1
农村	4.6	15.3	12.1	11.2	1.2
死亡					
全国	3.0	4.6	3.1	3.0	0.3
城市	1.6	4.4	2.9	2.8	0.3
农村	1.4	4.7	3.4	3.3	0.4

中标率:2000年全国标准人口,世标率:Segi's世界标准人口。
资料来源:2014年中国女性子宫颈癌发病与死亡分析。

我国女性子宫颈癌发病率在0~24岁处于较低水平,自25岁后其发病率开始增加。城市地区和农村地区子宫颈癌发病率变化趋势相似,均在50~54岁年龄组达到高峰,55岁后发病率开始下降。55岁以上年龄组中,农村地区发病率均高于城市地区。2000—2014年子宫颈癌平均诊断年龄出现年轻化趋势,2000年子宫颈癌平均诊断年龄为53.5岁,2014年子宫颈癌平均诊断年龄为50.3岁,农村地区的子宫颈癌平均诊断年龄变化幅度大于城市地区。

2000—2014年子宫颈癌发病率呈显著增加趋势,平均每年增加10.5%($95\% CI$:8.5~12.5),城市地区和农村地区平均每年增加10.0%($95\% CI$:8.0~12.0)和12.5%($95\% CI$:10.6~14.5)。调整年龄结构后,2000—2014年子宫颈癌发病率平均每年增加9.2%(95%

CI:7.0~11.5)。其中 2000—2007 年间子宫颈癌发病率增幅最大。研究发现 2000—2011 年间女性子宫颈癌死亡率呈明显增加趋势,APC=5.9%(表 2-2-4)。

研究表明高危型人乳头瘤病毒持续感染是子宫颈癌的主要病因。2008 年,Harald zur Hausen 教授发现了 HPV DNA 与人子宫颈癌组织 DNA 发生整合的证据,明确了 HPV 与子宫颈癌之间的联系,得益于此发现,人类研制出了子宫颈癌快速检测方法和能够预防子宫颈癌的有效疫苗。国内学者同样证明女性生殖道高危型 HPV 感染是子宫颈癌及其癌前病变的主要危险因素。2020 年 11 月 17 日,世界卫生组织发布的《加速消除宫颈癌全球战略》提出于 2030 年消除子宫颈癌目标。尽管中国目前已批准子宫颈癌疫苗上市,但中国实现该目标仍不容乐观。研究发现如果维持现有防控措施和力度不变,至 2100 年,中国子宫颈癌发病率将升至 2015 年的 3 倍。因而,有必要尽快推出适合中国国情的子宫颈癌防控战略。

第十节 鼻咽癌流行病学现状

鼻咽癌指发生在鼻咽黏膜上皮的癌症,GLOBOCAN 2020 数据显示,全球鼻咽癌患者 13.3 万例,死亡人数为 8.0 万例,我国鼻咽癌占同期全球鼻咽癌发病数和死亡数的 46.8%和 43.5%。鼻咽癌分布具有明显的地理特征,高发于我国南方地区,特别是广东、广西、湖南、福建、海南为鼻咽癌高发区。鼻咽癌病因尚不明确,具有种族和家庭聚集现象,EB 病毒感染是其主要的危险因素。由于鼻咽癌发病部位隐蔽,特别在咽隐窝和鼻咽顶部者,结合其早期症状不明显,因而难以发现早期病例,生存率较差。

2014 年,中国约有 4.5 万鼻咽癌新发病例,其中男性和女性发病人数分别为 3.2 万例和 1.3 万例。我国鼻咽癌发病率、中标率和世标率分别为 3.3/10 万、2.5/10 万和 2.3/10 万。男性的鼻咽癌发病率显著大于女性,分别为 3.5/10 万和 1.5/10 万。不同地区相比,城市鼻咽癌新发病例数大于农村地区,约为城市地区的 1.3 倍。农村地区鼻咽癌发病率、中标率和世标率分别为 3.1/10 万、2.5/10 万和 2.3/10 万。城市地区鼻咽癌发病率、中标率和世标率分别为 3.4/10 万、2.5/10 万和 2.3/10 万。全国鼻咽癌累积发病率为 0.3%。男性和女性累积发病率分别为 0.4%和 0.1%(图 2-10-1)。

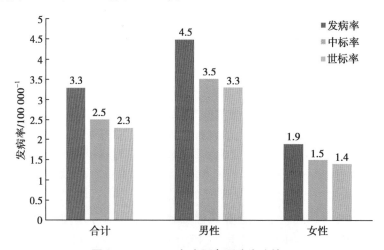

图 2-10-1 2014 年中国鼻咽癌发病情况

2014 年,中国约有 2.4 万鼻咽癌死亡病例,其中男性和女性死亡人数分别为 1.8 万例和 0.6 万例。我国鼻咽癌死亡率、中标率和世标率分别为 1.8/10 万,1.2/10 万和 1.2/10 万。男性死亡率约为女性的 3 倍,分别为 1.8/10 万和 0.6/10 万。城乡比较,城市地区鼻咽癌死亡数大于农村地区,分别为 1.4 万例和 1.0 万例。农村地区鼻咽癌死亡率、中标率和世标率分别为 1.7/10 万、1.2/10 万和 1.2/10 万。城市地区鼻咽癌死亡率、中标率和世标率分别为 1.9/10 万、1.2/10 万和 1.2/10 万。全国鼻咽癌累积死亡率为 2.3%,男性和女性累积死亡率分别为 3.5% 和 1.2%(图 2-10-2)。

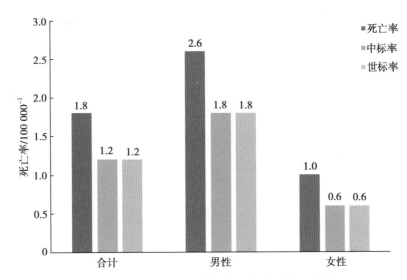

图 2-10-2 2014 年中国肿瘤登记地区鼻咽癌死亡情况

第十一节 我国癌症的流行特点

一、我国癌症负担呈明显上升趋势

根据国际癌症研究机构所收录的 5 个肿瘤登记处(上海、浙江嘉善、广东中山、黑龙江哈尔滨、中国香港)记录的数据表明,1998—2012 年我国男女性癌症发病率均呈增加趋势。在男性人群中,发病率从 1998 年的 307.3/10 万增加至 2012 年的 414.4/10 万。在女性人群中,发病率从 1998 年的 243.3/10 万增加至 355.5/10 万。调整年龄结构后,女性癌症发病率仍略有升高,从 1998 年的 166.9/10 万增加至 192.1/10 万。男性年龄调整发病率却略有下降,表明人口老龄化是我国癌症发病率增加的主要原因之一。男女性癌症发病率差距逐渐缩小(图 2-11-1)。

第三次居民死亡原因抽样调查表明我国癌症死亡率属于世界较高水平。与前两次调查结果相比,死亡率比 20 世纪 70 年代中期增加了 83.1%,比 90 年代初期增加了 22.5%。癌症成为我国城市居民首位死因,占城市总死亡人数的 25.0%。癌症是农村第二位死因,占农村总死亡人数的 21.0%。1989—2008 年中国肿瘤登记地区癌症死亡率呈显著增加趋势。1989 年中国肿瘤登记地区癌症死亡率为 156.9/10 万,2008 年增加至 184.7/10 万。调整年

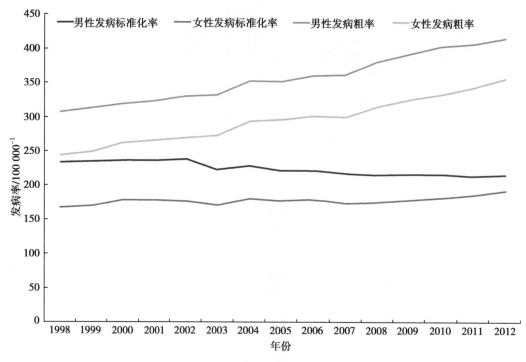

图 2-11-1　1998—2012 年中国癌症发病率变化趋势

龄结构后,癌症死亡率有所下降,由 1989 年的 131.3/10 万降低至 114.3/10 万。

二、城乡居民癌症流行特征差异较大

中国城乡癌症发病和死亡情况存在明显差异。城市地区癌症发病率高于农村地区,而农村地区癌症死亡率高于城市地区。主要与城乡癌谱构成差异有关,农村地区主要癌种以消化系统癌症如食管癌、胃癌、肝癌等预后较差的癌症为主,城市地区则以肺癌、结直肠癌和乳腺癌等癌症为主。这可能与环境、生活方式和其他方面因素有关。近年来,城乡癌症发病差距逐步缩小。

三、癌症死亡率呈现地理分布差异

依据 20 世纪 70 年代的普查数据,癌症死亡率具有显著的地理分布特征,例如我国胃癌高发区主要集中在西北和沿海各省,尤以甘肃、青海、宁夏、上海、江苏、浙江、福建以及辽东半岛等地区突出。食管癌主要集中在河南(林州)、河北、山东(肥城)等地区。肝癌高发区主要集中在东南沿海各省和东北吉林,以广西、江苏(启东)等沿海地区最为突出。子宫颈癌高死亡率水平地区连接成片,由内蒙古、山西、陕西,经湖北、湖南到江西。肺癌高死亡率主要集中在京、津、沪、东北三省及浙江沿海地区。结直肠癌主要集中在浙江(嘉善、海宁)、江苏、上海等长江下游地区。鼻咽癌高死亡率水平地区主要集中在华南各省,包括广东、广西、湖南、福建和江西等省区。

四、癌症流行特征呈发展中国家与发达国家癌谱共存局面

全国三次死因调查表明严重威胁我国人民生命健康的癌症主要有肺癌、胃癌、食管癌、

肝癌、大肠癌、肺癌、子宫颈癌、乳腺癌、白血病和鼻咽癌。从 20 世纪 70 年代到 20 世纪 90 年代,我国癌谱主要为发展中国家常见的消化道癌症。第一次死因抽样调查结果显示胃癌、食管癌和肝癌占全部死亡原因的 60.4%。第三次死因调查的癌症构成与前两次死因调查相比,前 10 位癌症顺位略有变化。肺癌居第 1 位,其次为肝癌、胃癌、食管癌、结直肠癌,前 5 位癌症占全部癌症死亡的 76.6%。而与 2015 年癌谱相比较,消化系统肿瘤包括胃癌、食管癌和肝癌负担仍居高不下。城乡居民的癌症死亡构成也在发生变化,部分癌症死亡率出现明显下降趋势,癌谱变化逐渐趋向发达国家模式,与环境生活方式相关的结直肠癌和女性乳腺癌死亡率呈显著上升趋势。从城乡前 10 位癌症构成来看,肺癌已代替肝癌成为我国首位癌症死亡原因。以发展中国家高发癌症为特点的上消化道癌的疾病负担居高不下,而以发达国家高发癌症为特点的肺癌、结直肠癌等的疾病负担逐步上升成为我国目前癌症情况的最主要特征。

五、我国癌症发病呈现年轻化趋势

高龄是癌症发病的重要的危险因素之一。一般而言,癌症发病随着年龄增加而增加。从发病平均年龄看,2000—2014 年癌症发病平均年龄逐年增加,平均每年增加约 0.1 岁,但调整人口结构后,标准化平均发病年龄却呈现下降趋势,表明发病平均年龄的上升主要是因为人口老龄化所致。整体而言人群癌症发病年龄仍然是前移的,提示我国癌症发病呈现年轻化趋势。

六、癌症发病率与世界水平接近,但死亡率高于全球平均水平

根据国际癌症研究机构发布的数据表明我国癌症发病率与世界水平接近,但死亡率高于世界水平。GLOBOCAN 2020 估计全球癌症发病率和死亡率分别为 201.0/10 万和 100.7/10 万,我国癌症发病率和死亡率分别为 204.8/10 万和 129.4/10 万。欧洲和北美洲癌症发病率均高于中国,分别为 285.2/10 万和 360.7/10 万,但其死亡率远低于中国(欧洲:108.7/10 万;北美洲:87.1/10 万)(表 2-1-1)。这主要与我国癌谱构成和西方国家不一样所致。欧美白种人中生存率较高的癌症居多,比如前列腺癌和乳腺癌。而中国预后较差的癌症负担重,包括肺癌和消化道癌症,生存率不足 40%。此外,我国癌症晚期病例居多,诊疗规范化不足,从而导致死亡率高于全球平均水平。

第十二节　主要筛查癌种的选择

癌症是一种多基因、多因素共同持续作用下的结果,发病机制复杂多样,危险因素错综复杂。有研究表明癌症与至少 23 种危险因素有关。仅通过控制有害因素暴露和增加疫苗覆盖面难以有效控制癌症负担。此外,中国癌症患者存在临床晚期居多、预后较差等显著特点。多数患者诊断时已处于晚期状态,严重降低疾病治愈的可能性。因而,癌症的早发现、早诊断和早治疗是治疗癌症、延长生存率的基础。

早诊早治是癌症预防与控制的重要切入点,亦是防癌抗癌、健康教育的主要载体和桥梁。其在降低癌症负担等方面的重要性不言而喻。我国自 2005 年来,在中央财政的支持下,启动了一系列国家级癌症筛查项目,有效提高了癌症的早期诊断率和生存率,降低了癌

症死亡率。2005 年启动的农村癌症早诊早治项目至 2018 年已覆盖全国 259 个县,主要用于筛查农村地区的上消化道癌(食管癌和胃癌)、结直肠癌、肝癌、鼻咽癌、肺癌。2007 年启动的淮河流域癌症早诊早治项目,对食管癌、胃癌、肝癌这 3 种区域性特色癌种开展综合防治,已覆盖河南、江苏、安徽、山东四省 32 个县(区)。针对女性常见癌种即乳腺癌和子宫颈癌,中华全国妇联、原卫生部于 2009 年共同启动了全国农村妇女"两癌"筛查项目,旨在增强女性自我保健意识,培养健康、科学的生活方式。对城市地区高发的肺癌、乳腺癌、结直肠癌、上消化道癌、肝癌五大类癌症,在原卫生部联合财政部等部门的大力支持下,将城市癌症早诊早治项目纳入国家重大公共卫生专项,并在全国多个城市地区开展危险因素调查、高危人群评估、癌症筛查以及卫生经济学评价等工作。截至 2016 年底,癌症早诊早治项目累计筛查 214 万高危人群,发现患者 5.5 万,整体早诊率高于 80%。通过项目覆盖范围的不断扩展,项目地区癌症患者的 5 年生存率得到有效提高,治疗费用负担显著降低,得到了群众的普遍认可和欢迎,取得了较好的健康、经济和社会效益。

近年来,筛查覆盖范围不仅逐步向农村、城市和高发地区推进,中央财政对癌症早诊早治的支持力度也逐步加大。2018 年中央财政安排早诊早治补助资金超过 2.8 亿元。同时部分癌症高发地区将重点癌症早诊早治纳入政府民生工程或健康扶贫项目,早诊早治受益人群逐步扩大。筛查带来的益处是多方面的,筛查项目实施过程中通过大力宣传肿瘤防治知识,可引导居民养成健康的生活方式。项目发现的早期病变和癌症患者得到及时、有效的诊疗,可扩大民生影响,有效节约医疗卫生资源,也同时改善了基层癌症诊治水平。项目所收集的不同来源的数据,包括临床筛查数据、随访数据和生物样本库等将为癌症防治研究提供科学依据。

开展癌症筛查和早诊早治是国内外普遍认可的能够改善癌症生存率和降低癌症死亡率的关键措施,但并非所有癌种均适合筛查。世界卫生组织认为适合筛查的癌种需满足以下条件:①筛查的癌症对公众健康十分重要;②筛查的癌症自然史清楚,具备可检测的临床前期;③具有合乎伦理、顺应性好、安全有效的检测方法,可发现病变于足够早的阶段,以便于干预;④对早期病变有行之有效的治疗手段;⑤具有行政主管部门强有力的支持,能获得足够资源进行以人群为基础的筛查、诊断及治疗;⑥开展筛查、诊断及治疗应促进卫生系统及整个社会的发展,应与初级卫生保健的原则相一致;⑦筛查、诊断及治疗的成本应当合理。从 2004 年起,癌症排在我国城市居民死因的第一位,8 个重点癌种占癌症死因的 80%。2015 年,国家卫生计生委、发改委等 16 个部门联合印发《中国癌症防治三年行动计划(2015—2017 年)》,将推广癌症筛查及早诊早治策略作为十项核心策略措施之一,明确提出对发病率高、筛查手段成熟的食管癌、子宫颈癌等重点癌症,逐步扩大早诊早治项目覆盖面;对筛查手段尚不成熟的重点癌症,优化筛查适宜技术。2017 年 2 月,国务院办公厅印发《中国防治慢性病中长期规划(2017—2025 年)》,将"高发地区重点癌种早诊率"纳入规划工作指标(预期 2020 年重点癌种早诊率为 55%),提出在高发地区和高危人群中逐步开展上消化道癌、子宫颈癌等有成熟筛查技术的癌症早诊早治工作。将癌症防治重心前移,集中精力攻克主要癌种。至此,目前在我国人群中开展筛查的癌种主要有肺癌、食管癌、胃癌、结直肠癌、乳腺癌、肝癌、子宫颈癌以及鼻咽癌 8 个癌症。国际上,目前美国预防服务工作组(USPSTF)对乳腺癌、子宫颈癌、肺癌、结直肠癌等西方常见癌种有明确的筛查指南。因而,选择何种癌种进行筛查仍需要结合我国国情进行判定。

参考文献

[1] 卫生部新闻办公室. 第三次全国死因调查主要情况[J]. 中国肿瘤,2008,17(5):344-345.

[2] Ferlay J,Ervik M,Lam F,et al. Global Cancer Observatory:Cancer Today. Lyon,France:International Agency for Research on Cancer.[EB/OL].[2021-08-15]. https://gco. iarc. fr/today.

[3] 郑荣寿,孙可欣,张思维,等. 2015年中国恶性肿瘤流行情况分析[J]. 中华肿瘤杂志,2019,41(1):19-28.

[4] CHEN W,ZHENG R,BAADE P D,et al. Cancer statistics in China,2015[J]. CA Cancer J Clin,2016,66(2):115-32.

[5] ZENG H,CHEN W,ZHENG R,et al. Changing cancer survival in China during 2003—2015:a pooled analysis of 17 population-based cancer registries[J]. Lancet Glob Health,2018,6(5):e555-e567.

[6] BRAY F,FERLAY J,SOERJOMATARAM I,et al. Global cancer statistics 2018:GLOBOCAN estimates of incidence and mortality worldwide for 36 cancers in 185 countries[J]. CA Cancer J Clin,2018,68(6):394-424.

[7] 孙可欣,郑荣寿,曾红梅,等. 2014年中国肺癌发病和死亡分析[J]. 中华肿瘤杂志,2018,40(11):805-811.

[8] LIU Y,ASTELL-BURT T,LIU J,et al. Spatiotemporal variations in lung cancer mortality in China between 2006 and 2012:a multilevel analysis[J]. Int J Environ Res Public Health,2016,13(12):1252.

[9] 张思维,郑荣寿,杨之洵,等. 2000—2014年中国肿瘤登记地区肺癌发病年龄变化趋势分析[J]. 中华预防医学杂志,2018,52(6):579-585.

[10] NAKAMURA K,HUXLEY R,ANSARY-MOGHADDAM A,et al. The hazards and benefits associated with smoking and smoking cessation in Asia:a meta-analysis of prospective studies[J]. Tob Control,2009,18(5):345.

[11] ISLAMI F,GODING SAUER A,MILLER K D,et al. Proportion and number of cancer cases and deaths attributable to potentially modifiable risk factors in the United States[J]. CA Cancer J Clin,2018,68(1):31-54.

[12] WANG M,LUO X,XU S,et al. Trends in smoking prevalence and implication for chronic diseases in China:serial national cross-sectional surveys from 2003 to 2013[J]. Lancet Respir Med,2019,7(1):35-45.

[13] 王少明,郑荣寿,张思维,等. 2015年中国胃癌流行特征分析[J]. 中华流行病学杂志,2019,40(12):1517-1521.

[14] 周家琛,郑荣寿,庄贵华,等. 2000—2015年中国肿瘤登记地区胃癌发病趋势及年龄变化[J]. 实用肿瘤学杂志,2020,34(1):1-5.

[15] MATSUDA T,AJIKI W,MARUGAME T,et al. Population-based survival of cancer patients diagnosed between 1993 and 1999 in Japan:a chronological and international comparative study[J]. Jpn J Clin Oncol,2011,41(1):40-51.

[16] OH C M,WON Y J,JUNG K W,et al. Cancer statistics in Korea:incidence,mortality,survival,and prevalence in 2013[J]. Cancer Res Treat,2016,48(2):436-450.

[17] VENERITO M,VASAPOLLI R,ROKKAS T,et al. Gastric cancer:epidemiology,prevention,and therapy[J]. Helicobacter,2018,23(S1):e12 518.

[18] YOON H,KIM N. Diagnosis and management of high risk group for gastric cancer[J]. Gut Liver,2015,9(1):5-17.

[19] 代珍,郑荣寿,邹小农,等. 中国结直肠癌发病趋势分析和预测[J]. 中华预防医学杂志 2012,46(7):598-603.

［20］郭天安,谢丽,赵江,等. 中国结直肠癌 1988—2009 年发病率和死亡率趋势分析［J］. 中华胃肠外科杂志,2018,21(1):33-40.

［21］ZHU J,TAN Z,HOLLIS-HANSEN K,et al. Epidemiological trends in colorectal cancer in China:an ecological study［J］. Dig Dis Sci,2017,62(1):235-243.

［22］SHI J,LIU G,WANG H,et al. Medical expenditures for colorectal cancer diagnosis and treatment:a 10-year high-level-hospital-based multicenter retrospective survey in China, 2002-2011［J］. Chin J Cancer Res, 2019,31(5):825-837.

［23］杜灵彬,李辉章,王悠清,等. 2013 年中国结直肠癌发病与死亡分析［J］. 中华肿瘤杂志,2017,39(9):701-706.

［24］冯雅靖,王宁,方利文,等. 1990 年与 2013 年中国人群结直肠癌疾病负担分析［J］. 中华流行病学杂志,2016,37(6):768-772.

［25］WEN D,ZOU W,WEN X,et al. Urban-rural disparity in colorectal cancer incidence and increasing trend in relation to socioeconomic development and urbanization in China［J］. J Int Med Res,2018,46(10):4181-4196.

［26］刘晓雪,宇传华,周薇,等. 中国近 30 年间结直肠癌死亡趋势分析［J］. 中国癌症杂志,2018,28(3):177-183.

［27］ALLEMANI C,MATSUDA T,DI CARLO V,et al. Global surveillance of trends in cancer survival 2000—2014 (CONCORD-3):analysis of individual records for 37513025 patients diagnosed with one of 18 cancers from 322 population-based registries in 71 countries［J］. Lancet,2018,391(10125):1023-1075.

［28］安澜,曾红梅,郑荣寿,等. 2015 年中国肝癌流行情况分析［J］. 中华肿瘤杂志,2019,41(10):721-727.

［29］左婷婷,郑荣寿,曾红梅,等. 中国肝癌发病状况与趋势分析［J］. 中华肿瘤杂志,2015,(9):691-696.

［30］郑荣寿,左婷婷,曾红梅,等. 中国肝癌死亡状况与生存分析［J］. 中华肿瘤杂志,2015,(9):697-702.

［31］WALLACE M C,PREEN D,JEFFREY G P,et al. The evolving epidemiology of hepatocellular carcinoma:a global perspective［J］. Expert Rev Gastroenterol Hepatol,2015,9(6):765-779.

［32］MAK L Y,CRUZ-RAMON V,CHINCHILLA-LOPEZ P,et al. Global epidemiology,prevention,and management of hepatocellular carcinoma［J］. Am Soc Clin Oncol Educ Book,2018,38:262-279.

［33］MASSARWEH N N,EL-SERAG H B. Epidemiology of hepatocellular carcinoma and intrahepatic cholangiocarcinoma［J］. Cancer Control,2017,24(3):1073274817729245.

［34］LIANG X,BI S,YANG W,et al. Epidemiological serosurvey of hepatitis B in China--declining HBV prevalence due to hepatitis B vaccination［J］. Vaccine,2009,27(47):6550-6557.

［35］FAN L,STRASSER-WEIPPL K,LI J J,et al. Breast cancer in China［J］. Lancet Oncol,2014,15(7):e279-e289.

［36］张敏璐,彭鹏,吴春晓,等. 2008—2012 年中国肿瘤登记地区女性乳腺癌发病和死亡分析［J］. 中华肿瘤杂志,2019,41(4):315-320.

［37］李贺,郑荣寿,张思维,等. 2014 年中国女性乳腺癌发病与死亡分析［J］. 中华肿瘤杂志,2018,40(3):166-171.

［38］孙可欣,郑荣寿,顾秀瑛,等. 2000—2014 年中国肿瘤登记地区女性乳腺癌发病趋势及年龄变化情况分析［J］. 中华预防医学杂志,2018,52(6):567-572.

［39］张敏璐,彭鹏,吴春晓,等. 2008—2012 年中国肿瘤登记地区女性乳腺癌发病和死亡分析［J］. 中华肿瘤杂志,2019,41(4):315-320.

［40］SHIMAMURA Y,IKEYA T,MARCON N,et al. Endoscopic diagnosis and treatment of early esophageal squamous neoplasia［J］. World J Gastrointest Endosc,2017,9(9):438-447.

［41］DOMPER ARNAL M J,FERRRNDEZ ARENAS Á,LANAS ARBELOA Á. Esophageal cancer:Risk factors, screening and endoscopic treatment in Western and Eastern countries[J]. World J Gastroenterol, 2015, 21 (26): 7933-7943.

[42] 陈茹, 郑荣寿, 张思维, 等. 2015 年中国食管癌发病和死亡情况分析[J]. 中华预防医学杂志, 2019, 53 (11): 1094-1097.

[43] 左婷婷, 郑荣寿, 曾红梅, 等. 中国食管癌发病状况与趋势分析[J]. 中华肿瘤杂志, 2016, 38(9): 703-708.

[44] 张思维, 郑荣寿, 左婷婷, 等. 中国食管癌死亡状况和生存分析[J]. 中华肿瘤杂志, 2016, 38(9): 709-715.

[45] 顾秀瑛, 郑荣寿, 孙可欣, 等. 2014 年中国女性子宫颈癌发病与死亡分析[J]. 中华肿瘤杂志, 2018, 40 (4): 241-246.

[46] LI X, ZHENG R, LI X, et al. Trends of incidence rate and age at diagnosis for cervical cancer in China, from 2000 to 2014[J]. Chin J Cancer Res, 2017, 29(6): 477-486.

[47] 赵方辉, 戎寿德, 乔友林, 等. 山西省襄垣县妇女人乳头状瘤病毒感染与宫颈癌关系的研究[J]. 中华流行病学杂志, 2001, 22(5): 375-378.

[48] XIA C, HU S, XU X, et al. Projections up to 2100 and a budget optimisation strategy towards cervical cancer elimination in China: a modelling study[J]. Lancet Public Health, 2019, 4(9): e462-e472.

[49] GUO X, JOHNSON R C, DENG H, et al. Evaluation of nonviral risk factors for nasopharyngeal carcinoma in a high-risk population of Southern China[J]. Int J Cancer, 2009, 124(12): 2942-2947.

[50] 付振涛, 郭晓雷, 张思维, 等. 2014 年中国鼻咽癌发病与死亡分析[J]. 中华肿瘤杂志, 2018, 40(8): 566-571.

[51] CHEN W, XIA C, ZHENG R, et al. Disparities by province, age, and sex in site-specific cancer burden attributable to 23 potentially modifiable risk factors in China: a comparative risk assessment[J]. Lancet Globa Health, 2019, 7(2): e257-e269.

[52] 中华人民共和国国家卫生健康委员会. 中国健康事业的发展与人权进步[EB/OL]. [2020-04-01]. http://www. nhc. gov. cn/wjw/mtbd/201709/f64f545c819b4512bd44378f1fcc7ee1. shtml.

[53] 中华人民共和国国家卫生健康委员会. 关于政协十三届全国委员会第一次会议第 3408 号(医疗体育类 334 号)提案答复的函[EB/OL]. [2020-04-01]. http://www. nhc. gov. cn/wjw/tia/201812/08429f0e004d4072963041ae1b950e1e. shtml.

[54] 疾病预防控制局. 中国癌症防治三年行动计划(2015—2017 年)[EB/OL]. [2020-04-01]. http://www. nhc. gov. cn/jkj/s5878/201509/656437bc5c7e4cd0afb581de85be998a. shtml.

[55] 国务院办公厅. 中国防治慢性病中长期规划(2017—2025 年)[EB/OL]. [2020-04-01]. http://www. nhc. gov. cn/bgt/gwywj2/201702/63b05a3bc7814a3686d5d37f0211f88c. shtml.

[56] U. S. Preventive Services. Breast Cancer: Screening[EB/OL]. [2020-04-01]. https://www. uspreventiveservicestaskforce. org/uspstf/recommendation/breast-cancer-screening.

[57] U. S. Preventive Services. Cervical Cancer Screening[EB/OL]. [2020-04-01]. https://www. uspreventiveservicestaskforce. org/uspstf/recommendation/cervical-cancer-screening.

[58] U. S. Preventive Services. Lung Cancer: Screening[EB/OL]. [2020-04-01]. https://www. uspreventiveservicestaskforce. org/uspstf/recommendation/lung-cancer-screening.

[59] U. S. Preventive Services. Colorectal Cancer: Screening[EB/OL]. [2020-04-01]. https://www. uspreventiveservicestaskforce. org/uspstf/recommendation/colorectal-cancer-screening.

第三章

人群选择和组织

一、人群的选择

在国家级或省市级城市癌症筛查项目的基础上进行人群筛查点的选择,选择人口数量超过 100 万以上的中型以上地级城市开展该项目。项目开展城市应具有完善的死因监测和肿瘤登记基础,具有以下条件者优先选择:①慢性病防控示范区所在地;②承担过其他慢性病防控项目的城市。已开展人群筛查的地区尚未开展死因监测和肿瘤登记或数据较差的城市,尽快启动和完善基础工作;短时间不能开展的,原则上更换人群筛查地点。同时,为了了解项目开展地区恶性肿瘤发病和死亡的基本情况,掌握流行趋势,在项目开展地区开展以人群为基础的肿瘤登记工作,建立肿瘤发病报告制度,完善肿瘤登记系统。登记人群应覆盖全县人口。建议从当地公安机关户籍部门获得筛查覆盖人群的总人口并建立数据库,随之开展项目覆盖的县(区、乡)全人群的全死因监测。在全死因监测的基础上,重点做好肿瘤登记工作。肿瘤的发病及死亡登记方法和流程参照《中国肿瘤登记工作指导手册》。

按照上述选点原则,以乡镇(居民区)为基本抽样单位,采取整群抽样的方法选定筛查的人群。抽样原则:

1. 目标人群的癌症发病率和死亡率较高。

2. 当地环境受污染相对严重。

3. 医疗卫生条件较好。

4. 交通便利。

5. 经济条件较好,新型农村合作医疗参与率较高。

二、筛查对象的选择和确定

(一) 筛查对象的条件

选定符合以下条件的人群作为筛查对象:①本市常住户籍人口;②实足年龄 45~74 岁(以身份证上的出生日期为准)。参与筛查人群需要同时满足以下条件:

1. 具有完全的行为能力。

2. 签署知情同意书。

3. 无癌症病史。

若符合以下任一项条件者,需排除在外:

1. 诊断过癌症。

2. 患有严重心、脑、肺疾病或肾功能障碍。

(二) 动员筛查人群和确定被筛查者名单

利用各种媒体、宣传材料和科普讲座等形式进行宣传,动员群众接受癌症筛查,说明癌症筛查的背景和意义;根据方案的要求,从当地政府部门获得人口资料,在符合条件的人群中确定参加对象,并填报姓名和基本信息,最终确定人群参与情况。

所有参加筛查者必须首先参加知情同意程序。该程序包括两部分:首先,召集参加筛查的群众,集中宣讲筛查的目的、意义以及参加筛查的获益和可能的危险,宣读知情同意书,回答群众的问题。然后,由专人单独向每一个参加筛查的群众说明筛查的相关情况,进一步回答不明白的问题,最后在自愿的原则下签署知情同意书。

签署知情同意书的受检者由临床医生进行健康体检和临床筛查。国家癌症中心/中国医学科学院肿瘤医院负责编制数据采集程序系统和数据的收集、汇总、审核与验收。

三、筛查的组织

筛查应由筛查点所在地的卫生行政部门和项目承担单位合作。确定筛查人群后,与依托医院协调确定体检时间,将病人送到指定的检查地点。承担临床筛查任务的医疗单位应为具有癌症专业化诊断和治疗能力的三级以上肿瘤专科医院或具有肿瘤专科的综合性医院。医院应选派具有一定资历的诊断科、检验科和临床科室的人员承担筛查任务。同时,医院应根据各自实际情况,制定详细的临床筛查流程,主要包括以下环节:预约、检查和报告(包括肺部低剂量螺旋 CT、乳腺超声、乳腺 X 线摄影、上消化道内镜和病理活检、结肠镜和病理活检、AFP 检测和肝脏超声)以及检查结果的反馈(报告的解读以及下一步的建议)。

四、筛查对象的评估

所有参与本筛查项目人群均需填写《防癌风险评估问卷》(附 3-0-1),并在社区进行幽门螺杆菌(Helicobactor pylori,Hp)检测、HBsAg 检测及便隐血检测。按照国家项目组制定的统一标准进行肺癌、乳腺癌、肝癌、上消化道癌和结直肠癌高危风险评估,符合条件者,进入临床筛查环节。

1. 肺癌高危人群界定参考条件

(1) 50~74 岁居民。

(2) 吸烟≥30 包年*(包括曾经吸烟≥30 包年,但戒烟不足 15 年者)。

(3) 患有慢性阻塞性肺疾病(chronic obstructive pulmonary disease,COPD)。

(4) 有职业暴露史至少 1 年(石棉、氡、铍、铀、铬、镉、镍、硅、矽、柴油废气、煤烟和煤烟灰)。

(5) 不吸烟女性:一起共同生活超过 20 年的家人或同室工作的同事吸烟≥30 包年*(包括曾经吸烟≥30 包年,但戒烟不足 15 年者)。

*:每天吸烟的包数(每包 20 支)乘以吸烟年数。

符合以下任一项条件者,不能进入肺癌筛查环节:

(1) 胸部或背部有金属植入物或金属设备(心脏支架、心脏起搏器等),会影响肺部成像质量。

（2）在过去 18 个月内做过胸部 CT 检查。

（3）曾经手术切除过肺组织（包括全肺、肺叶、亚肺叶、肺段切除和楔形切除，不包括肺穿刺、肺活检）。

（4）仰卧时不能把胳膊上举放在头上的人。

注意：如果在过去 12 周内因肺炎或者急性呼吸道感染使用过抗生素治疗，可在感染症状消失 8 周以后可进入项目接受肺癌筛查；肺结核患者在治愈 2 年以后可以进入项目接受肺癌筛查。

2. 乳腺癌高危人群界定参考条件

（1）45~74 岁女性。

（2）月经初潮年龄≤12 岁。

（3）绝经年龄≥55 岁。

（4）有乳腺活检史或乳腺良性疾病手术史。

（5）一级亲属有乳腺癌史或二级亲属 50 岁前，患乳腺癌 2 人及以上或患卵巢癌 2 人及以上。

（6）使用雌孕激素联合疗法治疗半年或以上。

（7）无哺乳史或哺乳时间短于 4 个月。

（8）无活产史（含从未生育、流产、死胎）或初次活产年龄≥30 岁。

（9）仅使用雌激素替代疗法治疗半年或以上。

3. 肝癌高危人群界定参考条件

（1）男性 45~74 岁，女性 50~74 岁。

（2）乙型肝炎病毒表面抗原（HBsAg）阳性。

（3）明确丙型肝炎病毒（HCV）感染史。

（4）有明确肝硬化病史。

（5）一级或二级亲属有肝癌史。

4. 上消化道癌高危人群界定参考条件

（1）45~74 岁居民。

（2）Hp 阳性且一级亲属有食管癌或胃癌病史。

（3）Hp 阳性且既往食管或胃病史（食管或胃上皮内瘤变、慢性萎缩性胃炎、胃息肉、手术后残胃、肥厚性胃炎和胃肠上皮化生）。

（4）既往食管或胃高级别上皮内瘤变病史者。

5. 结直肠癌高危人群界定参考条件

（1）年龄≥45 岁。

（2）男性。

（3）吸烟。

（4）身体质量指数（body mass index，BMI）≥24。

（5）结直肠息肉史。

（6）一级亲属患有家族性腺瘤性息肉病。

（7）免疫法粪便隐血检测（fecal immunochemical test，FIT）阳性。

附 3-0-1　防癌风险评估问卷(2020 版)

参加者编码：|　|　|　　|　|　|　　|　|　|　　|　|　|　　|　|　|　　|　|　|　　|　|　|　|　|
　　　　　　　年　　　省　　　市　　　区　　　街道　　　社区　　　序号

防癌风险评估问卷(2020 版)

姓名：_____性别：1. 男　2. 女 |　|

出生日期：|　|　|　|　|年|　|　|月|　|　|日(请填写阳历生日)

籍贯：_____省_____市_____县(区)

民族：1. 汉族　2. 蒙古族　3. 回族　4. 满族　5. 壮族　6. 维吾尔族　7. 哈萨克族　8. 其他,请注明
_____ |　|

身份证号：|　|　|　|　|　|　|　|　|　|　|　|　|　|　|　|　|　|　|

本人联系电话：|　|　|　|　|　|　|　|　|　|　|　|（手机）
　　　　　　　|　|　|　|　|-|　|　|　|　|　|　|　|　|（座机）

联系人 1 电话：|　|　|　|　|　|　|　|　|　|　|　|（手机）

联系人 2 电话：|　|　|　|　|　|　|　|　|　|　|　|（手机）

常住地址：_____

工作单位：_____

检测结果：HBsAg：|　|阳性|　|阴性　Hp：|　|阳性|　|阴性　FIT：|　|阳性|　|阴性(如采用定量化 FIT,
FIT 检测具体结果为：_____ μg/ml)

A.　一般情况
A1.　身高：				厘米
A2.　体重：|		|.|　|千克
A3.　腰围：				厘米
A4.　文化程度：		 1. 未正规上过学　2. 小学　3. 初中　4. 高中/ 中专/技校　5. 大专　6. 大学及以上
A5.　婚姻状况：		 1. 未婚　2. 初婚　3. 再婚　4. 离异　5. 丧偶 6. 未婚同居
A6.　您的职业：		 1. 专业技术人员　2. 国家机关和企事业单位负 责人　3. 职员　4. 商人　5. 农民　6. 工人 7. 服务性工作人员　8. 家务　9. 其他,请注 明_____
A7.　您是否有有害物质职业接触(1 年及以上)？ 	| 0. 否(跳转至 B1)　1. 是 A7.1　职业接触何种有害物质(可多选)？ 			| 1. 石棉 2. 氡、铍、铀、铬、镉、镍、硅、矽等 3. 柴油废气,煤烟和煤烟灰

B.　饮食习惯(过去一年内你是否食用以下食品)		
食品名称	频度	摄入量占比(周)
B1.　新鲜蔬菜	1. 每天　2. 每周 4～6 天　3. 每周 2～3 天 4. 每周 1 天及以下					|%
B2.　新鲜水果	1. 每天　2. 每周 4～6 天　3. 每周 2～3 天 4. 每周 1 天及以下					|%
B3.　肉蛋奶类	1. 每天　2. 每周 4～6 天　3. 每周 2～3 天 4. 每周 1 天及以下					|%
B4.　豆类食品	1. 每天　2. 每周 4～6 天　3. 每周 2～3 天 4. 每周 1 天及以下					|%
B5.　大蒜	1. 每天　2. 每周 4～6 天　3. 每周 2～3 天 4. 每周 1 天及以下			
B6.　口味偏好	1. 咸　2. 中　3. 淡			
B7.　腌制蔬菜	1. 每天　2. 每周 4～6 天　3. 每周 2～3 天 4. 每周 1 天及以下					|%

B8. 加工肉类	1. 每天　2. 每周 4～6 天　3. 每周 2～3 天　4. 每周 1 天及以下 □	□□□%
B9. 油炸食品	1. 每天　2. 每周 4～6 天　3. 每周 2～3 天　4. 每周 1 天及以下 □	□□□%
B10. 是否喜烫热食品	1. 是　2. 否　□	

C. 生活环境、方式和习惯

C1. 厨房油烟暴露情况

C1.1　在过去一年中,您家做饭时住房内的油烟情况?

1. 无烟　2. 少许　3. 较多　4. 很多　□

C1.2　您本人做饭时间多久?　□□年□□月

C1.3　您本人每周做几次饭?　□□

C2. 吸烟情况

C2.1　您是否吸烟(每天吸一支以上并连续或累计 6 个月以上者定义为吸烟)?　□

0. 否,从不吸(跳转至 C2.6)

1. 是,目前仍在吸

2. 以前吸,目前已戒烟

C2.2　开始吸烟年龄□□

C2.3　如果您仍在吸烟或曾吸烟,平均每天吸烟多少支(1 两烟叶≈50 支卷烟)?　□□□

C2.4　如果您仍在吸烟或曾吸烟,扣除戒烟年数,共吸烟多久?　□□年□□个月

C2.5　如果您目前已戒烟,这次戒烟已持续多久?　□□年□□个月

C2.6　对于不吸烟女性,是否与吸烟的家人共同生活≥20 年?

0. 否　1. 是　□

C2.6.1　该家人目前是否戒烟?

0. 否　1. 是　□

C2.6.2　如果是,该家人是否戒烟不足 15 年?

0. 否　1. 是　□

C2.6.3　该家人平均每天吸烟多少支?　□□□

C2.6.4　扣除戒烟年数,该家人共吸烟多少年?　□□□

C2.7　对于不吸烟女性,是否与吸烟的同事同室工作≥20 年?

0. 否　1. 是　□

C2.7.1　该同事目前是否戒烟?

0. 否　1. 是　□

C2.7.2　如果是,该同事是否戒烟不足 15 年?

0. 否　1. 是　□

C2.7.3　该同事平均每天吸烟多少支?　□□□

C2.7.4　扣除戒烟年数,该同事共吸烟多少年?　□□□

C3. 饮酒情况

C3.1　您是否饮酒?（每天饮酒 1 两以上,持续 1 年以上)

0. 否(跳转至 C4.1)　1. 是　□

C3.2　若是,请填写下表

种类	0. 否 1. 是	每天饮酒量?	饮酒年限
啤酒	□	□□□毫升/天	□□年
低度白酒＜40 度	□	□□两/天	□□年
高度白酒≥40 度	□	□□两/天	□□年
葡萄酒/黄酒	□	□□□毫升/天	□□年
米酒	□	□□两/天	□□年

说明:啤酒 750 毫升相当于一两白酒;葡萄酒或黄酒(约 200 毫升)相当于一两白酒

C4. 运动情况

C4.1　您是否经常参加体育锻炼(经常是指平均每周 3 次以上,每次超过 30 分钟)?

0. 否　1. 是　□

D. 既往史

D1. 您是否曾被确诊患有任何癌症(非黑色素瘤性皮肤癌除外)?

0. 否　1. 是　□

您是否有下述疾病病史(经正规医疗机构明确诊断)?

D2. 慢性呼吸系统疾病史

D2.1 您是否患有慢性呼吸系统疾病?
0. 否(跳转至 D3.1) 1. 是 ⊔

D2.2 若是,请填写下表

疾病名称	0. 否 1. 是
慢性阻塞性肺疾病	⊔
肺气肿	⊔
矽肺或尘肺	⊔
肺结核	⊔
其他:请注明	

D2.3 如果您患有肺结核,是否已经痊愈≥2 年?
0. 否 1. 是 ⊔

D3. 上消化道系统疾病史

D3.1 您是否患有上消化道系统疾病?
0. 否(跳转至 D4.1) 1. 是 ⊔

D3.2 若是,请填写下表

疾病名称	0. 否 1. 是
食管上皮内瘤变	⊔
慢性萎缩性胃炎	⊔
肥厚性胃炎	⊔
胃息肉	⊔
手术后残胃	⊔
胃黏膜上皮内瘤变	⊔
胃肠上皮化生	⊔
其他:请注明	

D3.3 您是否患有食管或胃高级别上皮内瘤变?
0. 否 1. 是 ⊔

如果选是,具体部位为:食管□,胃□(可多选)

D4. 肝脏疾病史

D4.1 您是否患有肝脏疾病?
0. 否(跳转至 D5.1) 1. 是 ⊔

D4.2 若是,请填写下表

疾病名称	0. 否 1. 是
慢性乙型肝炎	⊔
慢性丙型肝炎	⊔
肝硬化	⊔

其他:请注明

D5. 肠道疾病史

D5.1 您是否患有肠道疾病?
0. 否(跳转至 D5.3) 1. 是 ⊔

D5.2 若是,请填写下表

疾病名称	0. 否 1. 是
结直肠息肉	⊔
慢性结肠炎	⊔
其他:请注明	

D5.3 您的一级亲属(包括父母、亲兄弟姐妹及子女)是否有患有家族性腺瘤性息肉病?
0. 否 1. 是 ⊔

D6. 其他系统疾病史

D6.1 您是否患有以下疾病?
0. 否(跳转至 E1) 1. 是 ⊔

D6.2 若是,请填写下表

疾病名称	0. 否 1. 是
高血压	⊔
高脂血症	⊔
糖尿病	⊔

E. 恶性肿瘤家族史

E1. 您家是否有人患肿瘤?
0. 否 1. 是 ⊔

E1.1 若是,请填写下表

亲属关系	肿瘤名称	年龄
⊔⊔	⊔⊔⊔	⊔⊔
⊔⊔	⊔⊔⊔	⊔⊔
⊔⊔	⊔⊔⊔	⊔⊔
⊔⊔	⊔⊔⊔	⊔⊔
⊔⊔	⊔⊔⊔	⊔⊔

一级亲属:01 = 母亲 02 = 父亲 03 = 姐妹 04 = 兄弟 05 = 子女

二级亲属:06 = 祖父母 07 = 外祖父母 08 = 叔伯姑 09 = 舅姨

三级亲属:10 = 堂兄弟姐妹 11 = 表兄弟姐妹 99 = 其他

男性受访者请您确认签名并结束问卷回答,女性受访者请您继续回答 W 项问题

W. 女性生理和生育(仅女性受访者填写)

W1. 您的首次月经年龄是(周岁)? ☐☐

W2. 您是否已绝闭经?
0. 否 1. 是 ☐
W2.1   若是,停经年龄(周岁) ☐☐

W3. 您是否使用激素替代治疗? ☐
0. 否
1. 是,仅雌激素(如更宝芬、补佳乐、协坤、维尼安、更乐、倍美力、得美素、欧适可、松奇、康美华、尼尔雌醇等)
2. 是,雌孕激素联合(如诺康律、诺更宁、克龄蒙、倍美安、倍美盈等)
W3.1   若是,使用年数(半年填 0.5)
☐☐ . ☐

W4. 您是否有活产史?
0. 否(未生育、流产、死胎均包括)   1. 是 ☐
W4.1   若是,初次活产年龄(周岁) ☐☐

W5. 您是否有哺乳史?
0. 否   1. 是 ☐

W5.1   若是,累计哺乳月数(不足 1 月按 1 月计) ☐☐

W6. 您是否曾有乳腺活检史或乳腺良性疾病手术史?
0. 否   1. 是 ☐
W6.1   若是,请注明次数 ☐☐

W7. 您是否有一级亲属(母亲、姐妹及子女)曾患乳腺癌?
0. 否   1. 是 ☐

W8. 您是否有二级亲属(祖母、外祖母及姑姨)50 岁前曾患乳腺癌?
0. 否   1. 是 ☐
W8.1   若是,请注明人数 ☐

W9. 您是否有二级亲属(祖母、外祖母及姑姨)50 岁前曾患卵巢癌?
0. 否   1. 是 ☐
W9.1   若是,请注明人数 ☐

如果您确认 A~W 项的所有问题填选真实准确,
请签名:_____
调查员编号:☐☐   签名:_____
审核员编号:☐☐   签名:_____
调查日期:20☐☐年☐☐月☐☐日

第四章

主要癌症筛查方案

第一节 肺癌筛查方案

肺癌是最常见的恶性肿瘤之一,严重危害人类健康。据世界卫生组织国际癌症研究署2020年最新统计报告显示:全球范围内肺癌新发病例占癌症总发病例数的11.4%;死亡病例占癌症总死亡病例数的18.0%;位列全球癌症发病数的第二位和死亡数的第一位。国家癌症中心最新统计数据显示:2015年,我国肺癌发病和死亡均位列癌症排名首位:发病例数78.7万,占癌症总发病例数(392.9万)的20.1%;死亡例数63.1万,占癌症总死亡例数(233.8万)的26.9%。我国肺癌的总体5年生存率较低,2012—2015年,男性和女性的肺癌生存率分别仅为16.8%和25.1%。而根据第8版肺癌分期报告显示:Ⅰ期肺癌的5年生存率为70%~90%,Ⅱ期肺癌的5年生存率为50%~60%,Ⅲ期肺癌的5年生存率为10%~40%,而Ⅳ期肺癌的5年生存率在10%以下。由于肺癌的初期症状隐匿,大部分肺癌患者确诊时已处于中晚期,已经失去最佳的治疗机会。因此实现肺癌的早期发现、早期诊断和早期治疗,提高早期肺癌占比是提高肺癌生存率最主要的措施。低剂量螺旋CT筛查是目前公认的能够降低高危人群肺癌死亡率的措施,相关方面的研究已经在许多国家广泛开展。在"健康中国2030"的规划部署下,国家卫生健康委员会组织各级卫生部门和医疗机构,对我国城市肺癌高危人群做进行癌症筛查。其中,肺癌筛查项目在50~74岁的肺癌高危人群中(见第三章第四节)进行,应用低剂量螺旋CT进行筛查,并根据结果分类进行追踪观察和转诊。

一、筛查人群

本项目的筛查人群为:50~74岁,经人群风险评估筛查出的肺癌高危人群,无严重心、脑、肺、肾功能障碍或精神疾患,自愿参加并且能接受检查者。

二、知情同意

所有筛查对象都必须签署知情同意书。由专人向筛查对象宣讲筛查目的、意义以及参加筛查的获益和可能的危险,告知知情同意书内容。在自愿原则下签署肺癌筛查知情同意书(附4-1-1)。

三、筛查流程

流程说明:确定高危人群,动员被筛查者,并填写筛查人员名单和基本信息。与筛查医院协调确定检查时间,将筛查对象送到指定的检查地点进行癌症筛查。

　　所有筛查对象都必须参加知情同意程序,在自愿的原则下签署知情同意书。无论初次
参加筛查,还是随访,都应签署知情同意书。

　　签署知情同意书之后,进行低剂量螺旋 CT 检查。根据低剂量螺旋 CT 检查结果进行综
合诊断和复查方案的确定。所有高危人群均进行低剂量螺旋 CT 检查。筛查流程示意图见
图 4-1-1。

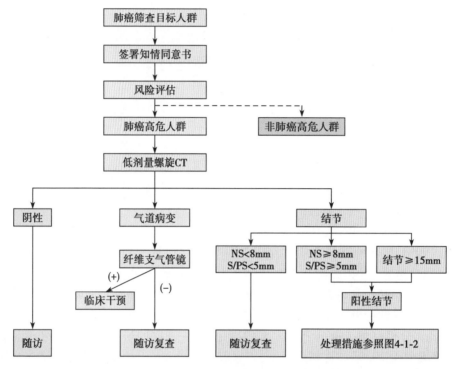

S:实性结节;PS:部分实性结节;NS:非实性结节

图 4-1-1　筛查流程示意图

四、低剂量螺旋 CT 筛查技术说明

　　1. 低剂量螺旋 CT 扫描技术规范　选用多排(64 排)螺旋 CT(如 CT 扫描仪条件不能达
到 64 排者则最少符合 16 排)。①扫描参数:管电压 120kVp,管电流 ≤30mAs,扫描层厚
5mm,层间距 5mm,重建层厚 1.0~1.25mm 连续(层间隔为 0);②扫描范围从肺尖到肋膈角
(包括全部肺),受检者吸气末一次屏气完成扫描(检查时应有专人训练受检者屏气);③图
像储存:将 5mm 层厚常规 CT 图像、1.0~1.25mm 薄层连续横断面图像传入图像储存与传输
系统(picture archiving and communication systems,PACS)并刻录光盘存档;④开启螺旋 CT 的
"Dose Report(剂量报告)"功能,记录扫描时的剂量参数,如:剂量长度乘积(dose length prod-
uct,DLP)、容积 CT 剂量指数(volume CT dosimetry index,CTDI$_{vol}$)、重建视野(reconstructed
field of view)等数据,一并存储。

　　2. 图像观察　由胸部专业放射科医师在 CT 工作站或 PACS 系统专用监视器观察图像,
采用标准肺窗(窗宽/窗位:1 600~2 000Hu/-600~-700Hu)、纵隔窗(软组织窗,窗宽/窗位:

350~380Hu/10~15Hu)及骨窗(窗宽/窗位:2 000Hu/400Hu)观察。

3. 结节测量　用电子测量尺(工作站或 PACS 系统内自带)通过结节最大截面测量长径及宽径(长径,指结节最大截面的最大径;宽径,指与长径垂直的最大径)。

4. 结果记录要求　对肺癌高危人群进行低剂量螺旋 CT(LDCT)基线扫描。筛查出的肺内结节需填写《肺癌低剂量螺旋 CT 检出肺内结节记录表》(附 4-1-2),其他发现填写表中"其他异常情况(除肺结节以外)"部分,同时依照模板写出《肺癌低剂量螺旋 CT 诊断报告》(附 4-1-3),按照"阳性结节处理规范"给予建议。每份报告必须由 1 名高年资(3 年以上)放射科医师出具。

五、处理规范

低剂量螺旋 CT 筛查发现的结节分为 2 大类:①肯定良性结节或钙化性结节:边界清楚,密度高,可见弥漫性钙化、中心钙化、层状钙化或爆米花样钙化;②不确定结节或非钙化性结节(此类结节如果在 2 年内变小或稳定不变,则可被认为是良性结节)。

(一) 阳性结果处理规范(需要临床干预)

对基线 CT 筛查的非钙化性结节进行进一步处理的推荐方案(图 4-1-2):

1. 对于≥15mm 结节(包括实性结节、部分实性结节及非实性结节)可选择以下对策:①由副高级或以上职称放射科医师判断是否进入临床干预;②抗炎治疗 5~7 天后与基线 CT 间隔 1 个月复查;若结节部分吸收,则与基线 CT 间隔 3 个月时进行 LDCT 复查,如果结节增大或无变化,由副高级或以上职称放射科医师判断是否进入临床干预。

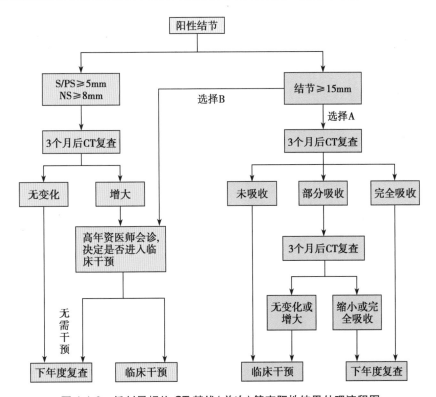

图 4-1-2　低剂量螺旋 CT 基线(首次)筛查阳性结果处理流程图

2. 对于5~14mm的实性/部分实性结节及8~14mm非实性结节应建议与基线CT时间间隔3个月时进行LDCT复查,如果结节无变化或缩小,则进行下年度LDCT复查;如果结节增大,由副高级或以上职称放射科医师判断是否进入临床干预。如无需进行临床干预,则进行下年度LDCT复查。

3. 可疑气管及支气管病变。气管及支气管可疑病变包括:管腔闭塞、管腔狭窄、管壁不规则、管壁增厚;与支气管关系密切的肺门异常软组织影;可疑阻塞性炎症、肺不张及支气管黏液栓等,需由有经验的胸部影像学专家对可疑病变CT表现进行分析,并根据情况进行纤维支气管镜检查。

(二) 年度LDCT复查阳性结果处理意见(图4-1-3)

1. 对于新出现的肺内结节,如直径≥3mm,必要时先行抗炎治疗,并于3个月时复查LDCT;如直径<3mm,则6个月时复查。以上新出现的肺内结节随访策略根据复查结果,如结节无变化则进行下年度复查;如结节增大,则由多学科高年资医师会诊决定是否进入临床干预;如结节完全吸收,则进入下年度LDCT复查;如结节部分吸收,则继续随访6个月复查,如结节有增大,则由多学科高年资医师会诊决定是否进入临床干预。

2. 上年度已检出的肺内结节有增大或实性成分有增多,则进入临床干预。

3. 新出现的气道病变,应行纤维支气管镜检,如结果为阳性,则进入临床干预;如为阴性则进入下年度LDCT复查。

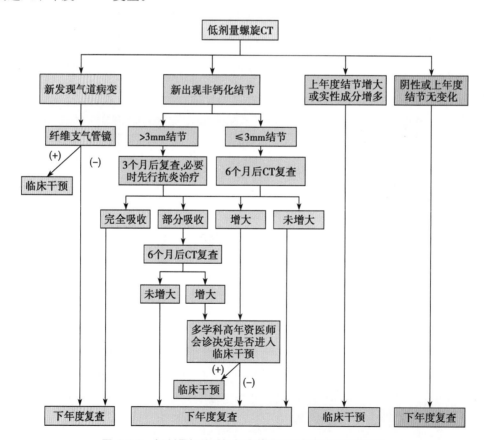

图4-1-3　低剂量螺旋CT年度筛查阳性结果处理流程图

4. 年度复查结果为阴性或上年度结节无变化,则继续下年度 LDCT 复查。

六、质量控制

1. 成立低剂量螺旋 CT 图像诊断质控小组。CT 质控小组负责对以下情况进行随机抽查复阅图像(抽查率约 1.5%):

(1) 需要全部复阅病例:①所有疑诊为肺癌或恶性病变的病例;②肺结节 ≥15mm 的病例;③气道病变需要行支气管镜检的病例。

(2) 需要随机抽查病例:结节大小在 5~14mm 之间的病例。

2. 低剂量多层螺旋 CT 扫描

(1) 为了减少呼吸伪影的影响,扫描前训练每个参加筛查者屏气。

(2) 固定 1 台螺旋 CT 扫描仪(64 排,如参加单位条件不允许亦应保证 ≥16 排)进行扫描,并严格按照扫描计划完成 CT 扫描。

(3) 图像的存贮方法:将所有图像用医学数字成像和通信(digital imaging and communications in medicine, DICOM)格式存入光盘/PACS。

3. 低剂量多层螺旋 CT 筛查结果的评价

(1) 对发现的不能定性的非钙化性结节按照流程图及随诊方案提出建议并写出诊断报告。

(2) 每例筛查病例报告必须由 1 名高年资(3 年以上)放射科主治医师出具。如遇疑诊肺癌或恶性病变、结节 ≥15mm 或气道病变须行支气管镜检以及需要进一步行穿刺活检等检查的病例,更应严格复阅程序,要求至少有 1 名副高级及以上职称放射科医师,最好有胸部影像学诊断专长的放射科医师参与。

(3) 对于可能进行有创性诊断(如支气管镜、经皮肺穿刺活检术等)及开胸手术的病例,应由二位以上胸部放射专家(副高级及以上职称)对图像进行讨论,并邀请多学科专家组对病例进行讨论。

应同时注意其他异常发现:肺气肿,其他肺弥漫性病变,冠状动脉钙化,纵隔、乳腺、甲状腺、腹部、骨等脏器异常,如有异常应标注在诊断报告书中。

附 4-1-1　肺癌筛查知情同意书

肺癌筛查知情同意书

请仔细阅读以下内容。如有不明白之处,您可以请医生给予解释。

开展肺癌筛查的目的是为提高全民的身体健康水平,做好疾病的早发现、早诊断和早治疗。

检查过程:我们将邀请在"高危人群问卷调查"中筛选出的肺癌高危人群进行低剂量螺旋 CT 筛查。如果通过 CT 图像发现恶性病变或暂时不能定性的病变,专家会根据病变的不同特点,给予不同的诊治意见,如定期 CT 随诊、穿刺活检,支气管镜检,手术切除、放疗及化疗等;为了减少误诊、漏诊,请您遵医嘱进行必要的随诊复查。

低剂量螺旋 CT 说明:低剂量螺旋 CT 扫描是一种无创性检查技术,安全、无痛苦。所用射线剂量仅为常规 CT 剂量的 1/8~1/4。然而,任何一种影像学检查方法均存在一定的漏诊率,而且在肺癌的发生发展过程中,有"间隔癌症"情况发生,即此次进行的肺癌早期筛查项目仅能对本次检查的结果负责,您仍然需要在今后定期进行健康查体等相关检查。如果您想进一步了解情况,请与检查小组的医生联系。

筛查可能获得的益处:CT 检查可发现您是否患有或疑似肺癌,如果您确有肺癌或可疑病变,我们会优先安排您进行及时治疗及随诊。如果您参加检查,还可全面了解您有无肺的其他病变,有无冠状动脉钙化,有无早期肺小气道改变,有无主动脉瘤等。

保密原则:您的检查结果,依照相关法律会被严密保存,不被公开。承担该项目的医疗单位将储存本项目相关材料,任何有关项目的公开报告将不会披露您的个人信息。您的资料可能在以后的研究中使用,材料上贴有带编码的标签,不会出现您的姓名,您的所有个人信息将会保密。

自愿原则:您的参加系自愿性质,并且在任何时间都有退出的权利。

如果您对筛查有任何疑问,可与当地实施该项目的医生联系。

联系医生: 联系电话: 地址:

自我声明:我已充分理解了这份知情同意书,我同意参加此次筛查。

参加人员签字_____ 日期_____年_____月_____日

证人声明:我已经向受检对象宣读和解释了这份知情同意书。他(她)已经理解并同意参加本项目。

证人签字_____ 日期_____年_____月_____日

附 4-1-2 肺癌低剂量螺旋 CT 检出肺内结节记录表

姓名: 性别: 年龄: 身份证号:_____

参加者编号:|__|__|__|__|__|__|__|__|__|__|__|__|__|__|__|

低剂量螺旋 CT 筛查结果表

检查时间

1. CT 检查的日期:|__|__|__|__|年|__|__|月|__|__|日
2. 本次CT 扫描年度(**非必填项**) 　　　　□1. 第一年 CT 扫描(T0) 　　　　□2. 第二年 CT 扫描(T1) 　　　　□3. 第三年 CT 扫描(T2)

技术参数

(第一例筛查者信息录入后,此部分信息将自动出现在后面的所有筛查者信息内,不需要每次重复填写,除非参数有变化)

1. 扫描设备制造商和型号(必填选项:设备+机型)
□GE:

□Revolution CT Xtream Edition	□Revolution Frontier	□Revolution HD
□Revolution ACT	□Revolution EVO	□Discovery CT750HD
□Discovery CT590RT	□Discovery RT	□Discovery CT
□Optima CT680	□Optima CT 670	□Optima CT660
□Optima CT 540	□Optima CT 520	□Optima CT520Pro
□Bright Speed Elite Select	□Bright Speed Elite	□Bright Speed 16
□Bright Speed 16pro	□Bright Speed Excel	□Light Speed VCT
□Light Speed16	□Light Speed Pro16	□Light Speed Pro32
□Light Speed Ultra	□Brivo CT315	□Brivo CT325
□Brivo CT385		

□Siemens：

□SOMATOM Spirit	□SOMATOM Emotion	□SOMATOM Perspective
□SOMATOM Sensation 40／Open	□SOMATOM Force	□SOMATOM Definition Edge
□SOMATOM Definition AS	□SOMATOM Definition Flash	□SOMATOM Drive

□Philips：

□MX16EVO2	□Access CT	□Flex 16
□Ingenuity CT	□Ingenuity Core 128	□Brilliance iCT
□IQon Spectral CT		

□Toshiba：

□AquilionTMONE	□AquilionTMViSION	□Aquilion TM PRIME 128
□Aquilion TM PRIME 160	□AquilionTMCXL	□AquilionTMRXL
□AquilionTM	□AlexionTM／Access edition	□ActivionONE TSX-031A
□ActivionONETSX-101A		

□联影：

□uCT 780（160 层）	□uCT 760（128 层）	□uCT 530（40 排 40 层）
□uCT 510（16 层）		

□其他：

备注：_____

2. 扫描参数

□固定毫安秒扫描□自动毫安秒扫描

如为"**固定毫安秒扫描**"，请选择：

kVp	□120	□110	□100	□其他，请填写：_____	
mA	□50	□40	□30	□20	□其他，请填写：_____
球管旋转时间/s	□0.4	□0.5	□0.8	□1.0	□其他，请填写：_____

如为"**自动毫安秒扫描**"，请选择：

kVp	□120	□110	□100	□其他，请填写：_____
mA				
最小 mA	□30	□40	□50	□其他，请填写：_____
最大 mA	□300	□250	□200	□其他，请填写：_____
噪声指数（NI）（GE 设备）	□40	□其他，请填写：_____		
毫安秒/mAs（Siemens 设备）	□20	□25	□30	□其他，请填写：_____
噪声指数（NI）（非 GE、Siemens 设备）	□0.4	□其他，请填写：_____		
旋转时间/s	□0.4	□0.5	□0.8	□1.0　□其他，请填写：_____

3. 重建算法和层厚

重建算法	图像层厚	重建间隔
□标准/软组织（必做）	常规层厚 □5.0mm □其他,请填写:_____ mm	常规层厚 □5.0mm □其他,请填写:_____ mm
	薄层 □1.0mm □1.25mm □其他,请填写:_____ mm	薄层 □0.8mm □1.0mm □1.25mm □其他,请填写:_____ mm
□肺（lung,可选做）	常规层厚 □5.0mm □其他,请填写:_____ mm	常规层厚 □5.0mm □其他,请填写:_____ mm
	薄层 □1.0mm □1.25mm □其他,请填写:_____ mm	薄层 □0.8mm □1.0mm □1.25mm □其他,请填写:_____ mm

4. 剂量参数

剂量参数	数值
体积 CT 剂量指数（$CTDI_{vol}$）	_____ mGy
剂量长度乘积（DLP）	_____ mGy·cm

图像质量

1. CT 图像扫描情况:（**非必填项**）
□A. CT 图像可以提供诊断信息
□B. CT 图像提供诊断信息有限,但尚可以诊断
□C. CT 图像不能提供有效诊断信息,需重新预约 CT 检查
□D. 没有图像
2. 造成此次检查图像提供诊断信息有限或不能提供有效诊断信息的原因（可多选）:（**非必填项**）
□A. 非最大吸气末时屏气扫描　　　□B. 身体运动伪影
□C. 呼吸运动伪影　　　□D. 扫描技术参数不正确
□E. CT 图像未包括整胸部范围　　　□F. 严重的硬化射束伪影（如:受检者衣物配饰、吊坠、内衣扣等高密度物体造成放射状伪影）
□G. 不均匀光子造成的伪影　　　□H. 其他,如:_____

既往影像回顾(此部分非必填项)

是否回顾既往影像检查结果(包括筛查间隔期内的影像检查结果)？			
□1. 否;□2. 是			
既往影像描述			
既往影像日期	____年___月___日	____年___月___日	____年___月___日
既往影像检查方法: 1. CT 2. CXR(胸部 X 线检查) 3. MRI(磁共振) 4. PET-CT(正电子发射断层显像 CT) 5. LDCT(低剂量螺旋 CT)	检查方法编号: _____	检查方法编号: _____	检查方法编号: _____
既往影像检查部位 (如有 CT 或 MRI 则必填) 1. 胸部 2. 腹部 3. 盆腔 4. 脑 5. 其他	检查部位编号: 如其他,请填写 _____	检查部位编号: 如其他,请填写 _____	检查部位编号: 如其他,请填写 _____
既往影像检查类别 (基线年不填): 1. 基线 2. 年度 3. 随访 4. 诊断	检查方法编号: _____	检查方法编号: _____	检查类别编号: _____

结节发现

1. 是否有非钙化结节(无论大小)？
1. 否(跳至"其他异常情况"部分);
2. 是(如果选择"是",请选择:1. 单发;2. 多发)
2. 是否所有结节均<5mm(不包括含肯定良性钙化成分的结节或肿块)？
1. 否;2. 是(跳至"其他异常情况"部分)
3. 结节是否≥5mm(不包括含肯定良性钙化成分的结节或肿块)？
1. 否(跳至"其他异常情况"部分);2. 是
3.1　检出≥5mm 结节的数量
□≤6 枚,共_____枚(每一个结节均需要填写下述"结节描述 & 位置"表)
□>6 枚,共_____枚(按病变严重程度,填写 6 个"结节描述 & 位置"表)
结节描述 & 位置

结节编号	结节_____	结节_____	结节_____	结节_____	结节_____

直径最大层面或序列编号,或最具代表性的层面					
序列编号	序列_____	序列_____	序列_____	序列_____	序列_____
图像号	图_____	图_____	图_____	图_____	图_____
解剖位置: 1. 右上叶 2. 右中叶 3. 右下叶 4. 左上叶 5. 左下叶 6. 叶间胸膜	位置编号: _____	位置编号: _____	位置编号: _____	位置编号: _____	位置编号: _____
密度: 1. 实性 2. 部分实性 3. 非实性 (纯磨玻璃密度)	密度编号: _____	密度编号: _____	密度编号: _____	密度编号: _____	密度编号: _____
其他描述(如胸膜牵拉、空泡、空腔、空洞、坏死、钙化、液体/水样等): 1. 否 2. 是	编号: _____	编号: _____	编号: _____	编号: _____	编号: _____
如果是,请选择(可多选): 1. 胸膜牵拉 2. 空泡 3. 空腔 4. 空洞 5. 坏死 6. 钙化 7. 液体/水样	描述编号(可多选): _____	描述编号(可多选): _____	描述编号(可多选): _____	描述编号(可多选): _____	描述编号(可多选): _____
结节大小					
长径:	_____ mm	_____ mm	_____ mm	_____ mm	_____ mm
垂直短径:	_____ mm	_____ mm	_____ mm	_____ mm	_____ mm
平均径:	_____ mm	_____ mm	_____ mm	_____ mm	_____ mm
体积 (如果已测量):	_____ mm^3	_____ mm^3	_____ mm^3	_____ mm^3	_____ mm^3
如果为**部分实性结节**,请填写**实性成分**的大小:					
长径:	_____ mm	_____ mm	_____ mm	_____ mm	_____ mm
垂直短径:	_____ mm	_____ mm	_____ mm	_____ mm	_____ mm

平均径：	_____ mm	_____ mm	_____ mm	_____ mm	_____ mm
体积 （如果已测量）：	_____ mm³	_____ mm³	_____ mm³	_____ mm³	_____ mm³
形状： 1. 圆形 2. 椭圆形 3. 分叶状 4. 不规则 5. 不能定义	形状编号： _____	形状编号： _____	形状编号： _____	形状编号： _____	形状编号： _____
边缘： 1. 毛刺 2. 清楚 3. 模糊 4. 光滑 5. 难以判断	边缘编号： _____	边缘编号： _____	边缘编号： _____	边缘编号： _____	边缘编号： _____
结节的间期变化（基线年不填写）（非必填项）					
是否有任何间期改变 1. 否 2. 是	编号： _____	编号： _____	编号： _____	编号： _____	编号： _____
结节总体大小改变 1. 增大 2. 缩小 3. 无变化	编号： _____	编号： _____	编号： _____	编号： _____	编号： _____
结节总体大小改变数值 mm（如前一项为"增大"或"缩小"，必填）	_____ mm	_____ mm	_____ mm	_____ mm	_____ mm
结节实性成分的大小改变 1. 增大 2. 缩小 3. 无变化	编号： _____	编号： _____	编号： _____	编号： _____	编号： _____
结节实性成分大小改变的数值（mm）（如前一项为"增大"或"缩小"，必填）	_____ mm	_____ mm	_____ mm	_____ mm	_____ mm
结节密度改变 1. 增大 2. 减低 3. 无变化	编号： _____	编号： _____	编号： _____	编号： _____	编号： _____

结节总体印象					
结节性质: 1. 良性 2. 良性可能大 3. 不能定性 4. 恶性可能大 5. 恶性	编号: _____	编号: _____	编号: _____	编号: _____	编号: _____
结节处理建议:(可多选)(非必填项) 1. 年度复查 2. 3 个月复查 3. 抗炎治疗后,1 个月复查 4. 无需抗炎,1 个月后复查 5. 诊断性平扫 CT(薄层)、增强 CT(薄层)进一步检查 6. PET-CT 进一步检查 7. 活检 8. 临床门诊就诊 9. 其他	编号: _____ 如选"7. 活检",请选择(可多选): □经皮穿刺 □经支气管镜 □其他,请说明 _____ 如选"9. 其他",请描述	编号: _____ 如选"7. 活检",请选择(可多选): □经皮穿刺 □经支气管镜 □其他,请说明 _____ 如选"9. 其他",请描述	编号: _____ 如选"7. 活检",请选择(可多选): □经皮穿刺 □经支气管镜 □其他,请说明 _____ 如选"9. 其他",请描述	编号: _____ 如选"7. 活检",请选择(可多选): □经皮穿刺 □经支气管镜 □其他,请说明 _____ 如选"9. 其他",请描述	编号: _____ 如选"7. 活检",请选择(可多选): □经皮穿刺 □经支气管镜 □其他,请说明 _____ 如选"9. 其他",请描述
会诊					
是否需要会诊? 1. 否 2. 是	编号: _____	编号: _____	编号: _____	编号: _____	编号: _____
会诊级别 1. 非常紧急(三天内) 2. 加急(一周内) 3. 普通(一个月)	编号: _____	编号: _____	编号: _____	编号: _____	编号: _____
提交会诊原因: 1. 怀疑恶性 2. 性质难判定 3. 其他	编号: _____ 如选"9. 其他",请描述 _____	编号: _____ 如选"9. 其他",请描述	编号 _____ 如选"9. 其他",请描述	编号 _____ 如选"9. 其他",请描述	编号: _____ 如选"9. 其他",请描述 _____

结节整体处理建议	
整体处理建议:(按最严重结节处理建议选择) 1. 年度复查 2. 3 个月复查 3. 抗炎治疗后,1 个月复查 4. 无需抗炎,1 个月后复查 5. 诊断性平扫 CT(薄层)进一步检查增强 CT(薄层)进一步检查 6. PET-CT 进一步检查 7. 活检 8. 临床门诊就诊 9. 其他	编号:_____ 如选"7. 活检",请选择(可多选): □经皮穿刺 □经支气管镜 □其他,请说明_____ 如选"9. 其他",请描述_____

其他异常情况(除肺结节以外)

本次扫描是否检出其他异常情况(如气道病变、肺实变、肺不张、肺气肿、肺大疱、肺囊肿、冠状动脉钙化、其他心脏或大血管异常、甲状腺/纵隔异常、乳腺异常、腹部异常、骨质异常等)?
□无(结束问卷);□有
一、本次检查是否存在气道病变
□否;□是

若选择"是",请勾选具体类型(**可多选**)及位置(**单选**):

□1. 支气管腔内结节	□右上叶;□右中叶;□右下叶;□左上叶;□左下叶
□2. 支气管壁增厚	□右上叶;□右中叶;□右下叶;□左上叶;□左下叶
□3. "树芽征"样病灶(**非必填项**)	□右上叶;□右中叶;□右下叶;□左上叶;□左下叶
□4. 支气管扩张(**非必填项**)	□右上叶;□右中叶;□右下叶;□左上叶;□左下叶
□5. 弥漫性"马赛克"样改变(**非必填项**)	□右上叶;□右中叶;□右下叶;□左上叶;□左下叶
□6. 黏液栓塞(**非必填项**)	□右上叶;□右中叶;□右下叶;□左上叶;□左下叶
□7. 空气潴留(呼气性)(**非必填项**)	□右上叶;□右中叶;□右下叶;□左上叶;□左下叶
□8. 其他:_____	

二、本次检查是否存在肺实变、肺不张、肺气肿、肺大疱、肺囊肿、肺间质纤维化、纤维瘢痕、小气道病变 □否;□是
1. 肺实变 □无;□有 如果选择"有",请勾选具体位置(可多选): □右上叶;□右中叶;□右下叶;□左上叶;□左下叶

2. 肺不张

□无;□有

如果选择"有",请勾选具体位置(可多选):

□右上叶;□右中叶;□右下叶;□左上叶;□左下叶

3. 肺气肿

□无;□有

如果选择"有",请描述严重程度(选择):

轻度、中度、重度的定义为:

轻度:冠状位观察,医生视觉上影像诊断,肺气肿区域占整个肺体积<1/3

中度:冠状位观察,医生视觉上影像诊断,肺气肿区域占整个肺体积的1/3~2/3

重度:冠状位观察,医生视觉上影像诊断,肺气肿区域占整个肺体积>2/3

严重程度:

□轻度;□中度;□重度;□难以判断

4. 肺大疱

□无;□有

5. 肺囊肿

□无;□有

6. 肺间质纤维化

□无;□有

如果选择"有",请勾选具体位置(可多选):

□弥漫性;□右上叶;□右中叶;□右下叶;□左上叶;□左下叶

7. 纤维瘢痕

□无;□有

如果选择"有",请勾选具体位置(可多选):

□右上叶;□右中叶;□右下叶;□左上叶;□左下叶

8. 肺钙化灶

□无;□有

如果选择"有",请勾选具体位置(可多选):

□右;□左

9. 小气道病变

□无;□有

三、本次检查是否存在胸腔积液或胸膜异常(胸膜增厚或斑块、胸膜钙化、胸膜肿物)和胸壁异常?

□否;□是

1. 胸腔积液

□无;□有

1.1. 胸腔积液(右侧)

□无;□少量;□中量;□大量

1.2. 胸腔积液(左侧)

□无;□少量;□中量;□大量

2. 胸膜增厚或胸膜斑块(**非必填项**)

□无;□有

如果选择"有",请勾选具体位置(可多选):

□右;□左

3. 胸膜钙化(**非必填项**)

□无;□有

如果选择"有",请勾选具体位置(可多选):

□右;□左

---

4. 胸膜肿物(**非必填项**)

□无;□有

如果选择"有",请勾选具体位置(可多选):

□右;□左

---

5. 胸壁异常(**非必填项**)

□无;□有

如果选择"有",请勾选具体位置(可多选):

□右;□左

5.1. 如果胸壁异常,请勾选

□骨质破坏;□肿物;□其他:_____

四、本次检查是否存在冠状动脉钙化?

□否;□是

如果选择"是",请选择具体位置(可多选)及严重程度(单选):

轻度、中度、重度的定义为:

轻度:冠状动脉钙化长度(如多灶不连续则计算总和)占整支冠脉长度<1/3

中度:冠状动脉钙化长度(如多灶不连续则计算总和)占整支冠脉长度的1/3~2/3

重度:冠状动脉钙化长度(如多灶不连续则计算总和)占整支冠脉长度>2/3

严重程度:

□1. 左主干严重程度:□轻度;□中度;□重度;□难以判断

□2. 左前降支严重程度:□轻度;□中度;□重度;□难以判断

□3. 左回旋支严重程度:□轻度;□中度;□重度;□难以判断

□4. 右主干严重程度:□轻度;□中度;□重度;□难以判断

五、本次检查心脏或大血管是否存在以下异常(如:主动脉壁钙化、心包积液、房室增大、瓣膜钙化等)?

□否;□是

1. 主动脉壁钙化

□无;□有

---

2. 心包积液(**非必填项**)

□无;□少量;□中量;□大量

---

3. 其他(如房室增大、瓣膜钙化、主动脉扩张、主动脉瘤、主动脉夹层)(**非必填项**)

□无;□有

如果选择"有",请勾选具体类型(可多选):

□房室增大;□瓣膜钙化;□主动脉扩张;□主动脉瘤;□主动脉夹层;□其他:_____

六、本次检查是否存在甲状腺/纵隔异常(扫描野内)?

□否;□是

1. 甲状腺是否存在异常(结节/肿物、钙化、囊肿、增大等)?

□否;□是

1.1. 甲状腺异常的具体描述(可多选):

□结节/肿物(定义结节:≤3cm,肿物:>3cm);□增大;□囊肿;□其他:_____

2. 胸腺是否存在异常(结节/肿物、增大、囊肿等)?

□否;□是

2.1. 胸腺异常的具体描述(可多选):

□结节/肿物(定义结节:≤3cm,肿物:>3cm);□增大;□其他:_____

若选择"结节/肿物",请描述具体情况:_____(非必填项)

3. 淋巴结(短径≥10mm 的肺门或纵隔淋巴结及短径≥5mm 的食管旁淋巴结)

□无;□有

部位名称(可多选):

□下颈、锁骨上、胸骨切迹	□右上气管旁	□左上气管旁	□纵隔血管前和(或)气管后
□右下气管旁	□左下气管旁	□主-肺动脉窗	□主动脉弓旁
□枕骨隆突下	□食管旁	□肺韧带	□右肺门
□左肺门	□右肺叶间	□左肺叶间	□右肺叶
□左肺叶	□右肺段	□左肺段	□右肺亚段
□左肺亚段			

4. 是否存在肺门或纵隔钙化淋巴结?

□否;□是

5. 是否存在腋窝淋巴结(短径≥10mm)?(非必填项)

□否;□是

5.1. 腋窝淋巴结的位置:

□右;□左

6. 食管是否存在异常?

□否;□是

如果选择"是",请勾选(可多选):

□食管壁增厚;□裂孔疝;□其他:_____

七、本次检查是否存在乳腺异常?

□否;□是

如果选择"是",请选择位置:

□右;□左

请选择具体类型:

□结节/肿物;□钙化;□结构不对称;□其他:_____

八、本次检查是否存在腹部异常(扫描野内)?

□否;□是

如果选择"是",请勾选:

肝脏异常:□无;□有

如果选择"有",请选择(可多选):

□囊肿;□低密度灶;□脂肪肝;□肝硬化;□钙化;□胆管扩张;□其他_____

胆囊异常:□无;□有

如果选择"有",请选择(可多选):

□结石;□增厚;□壁结节;□胆囊增大;□术后改变;□其他_____

胰腺异常:□无;□有

如果选择"有",请选择(可多选):

□结节/肿物;□囊肿;□胰管扩张;□钙化;□其他_____

脾脏异常:□无;□有

如果选择"有",请选择(可多选):

□结节/肿物;□囊肿;□明显增大;□其他_____

肾异常:□无;□有

如果选择"有",请选择(可多选):

□结石;□囊肿;□结节/肿物;□肾盂积水;□其他_____

肾上腺异常:□无;□有

如果选择"有",请选择(可多选):

□增厚;□结节/肿物;□其他_____

其他:_____

九、本次检查是否存在骨质异常?

□否;□是

如果选择"是",请描述:_____

其他(非必填项)

请注明:_____

首次检出日期(非必填项)

_____年___月___日

既往检查中是否存在骨质异常?

□无;□有;□未知

本次扫描中的其他异常情况是否需要会诊?

□是(如果"是",请填写备注。)

□否(结束)

备注:_____

调查员签名:

调查日期: 　　　年　　　月　　　日

附 4-1-3　肺癌低剂量螺旋 CT 诊断报告

参加者编码:		姓名:		性别:		年龄:	
身份证号:		检查日期:			报告日期:		

胸部基线低剂量 CT 检查

检查所见:

　　首次胸部低剂量 CT 扫描。检查范围包括全部肺。

　　结节 1(序列 2,图 28)位于左肺上叶,距肋胸膜 12mm,大小约 3mm×3mm(最大长径×最大宽径),为非钙化、实性结节,边缘光整。

　　结节 2(序列 2,图 143)位于右肺下叶,距肋胸膜 12mm,大小约 3mm×2mm,为非钙化、实性结节,边缘光整。

结节 3(序列 2,图 51)位于左肺上叶,距肋胸膜 12mm,大小约 2mm×2mm,为非钙化、非实性结节,边缘光整。

未见肺气肿征象。

纵隔及肺门未见肿大淋巴结。

未见胸腔及心包积液。

未见冠状动脉钙化。

其他胸部异常:

影像学诊断:

双肺多发结节,建议 1 年后胸部低剂量 CT 复查。

报告医师: 审核医师:

本报告仅供临床医师参考(签字有效)

第二节   结直肠癌筛查方案

一、筛查人群

根据结直肠癌的人群疾病负担调查显示,40 岁开始人群结直肠癌发病率呈现快速的上升趋势。对于患有遗传性结直肠癌相关疾病的人群(如林奇综合征、家族性腺瘤样息肉),需根据医生建议进行规律的临床检查检测。对于其他非患有遗传性结直肠癌相关疾病的人群,即一般风险人群,通常建议在年龄达到 40 岁即可接受结直肠癌的筛查。流行病学研究证据已表明年龄、性别、吸烟、过量饮酒、2 型糖尿病、加工肉类摄入、肥胖等因素可不同程度地增加结直肠癌的发病风险。根据特定危险因素所构建的结直肠癌风险评估模型可用于筛查结直肠癌高危人群,并推荐高危人群接受适宜筛查,可提高筛查效率和效果。目前我国结直肠癌筛查共识中所推荐采用的高危人群评估问卷有以下几种:一为结直肠癌筛查高危因素量化问卷,为研究者总结高发现场筛查工作的经验,所制定出的一套适用于社区筛查的风险分层系统(表 4-2-1);二为近些年开发的亚太结直肠癌筛查评分,可作为无症状人群的初筛,并已得到了广泛的验证(表 4-2-2);三为适用于到医院就诊个体的机会性筛查问卷,一般由专业医务人员使用(表 4-2-3)。在实际人群筛查中,组织者可根据实际需求选择合适的风险评分问卷用于结直肠癌高危人群的筛选和判别。

表 4-2-1   结直肠癌筛查高危因素量化问卷

符合以下任何 1 项或 1 项以上者,列为高风险人群

一、一级亲属有结直肠癌史

二、本人有癌症史(任何恶性肿瘤病史)

三、本人有肠道息肉史

四、同时具有以下 2 项及 2 项以上者

    1. 慢性便秘(近 2 年来便秘每年在 2 个月以上)

    2. 慢性腹泻(近 2 年来腹泻累计持续超过 3 个月,每次发作持续时间在 1 周以上)

    3. 黏液血便

    4. 不良生活事件史(发生在近 20 年内,并在事件发生后对调查对象造成较大精神创伤或痛苦)

    5. 慢性阑尾炎或阑尾切除史

    6. 慢性胆道疾病史或胆囊切除史

表 4-2-2　无症状人群结直肠癌筛查评分(亚太结直肠癌筛查评分,APCS)

风险因素	APCS 评分		APCS 评分修订版	
	标准	分值	标准	分值
年龄	<50 岁	0	<50 岁	0
	50~69 岁	2	50~69 岁	1
	≥70 岁	3	≥70 岁	2
性别	女	0	女	0
	男	1	男	1
家族史	无	0	无	0
	一级亲属患有结直肠癌	2	一级亲属患有结直肠癌	1
吸烟	不吸烟	0	不吸烟	0
	当前或过去吸烟	1	当前或过去吸烟	1
体重指数	/	/	<23	0
	/	/	≥23	1
风险分层	低风险	0~1	低风险	0
	中等风险	2~3	中等风险	1~3
	高风险	4~7	高风险	4~6

注:"/"代表该评分中无此条目。

表 4-2-3　机会性筛查风险评估问卷

有以下 6 种情况之一者,可视为高危个体

一、有消化道症状,如便血、黏液便及腹痛者;不明原因贫血或体重下降

二、曾有结直肠癌病史者

三、曾有结直肠癌癌前疾病者(如结直肠腺瘤、溃疡性结肠炎、克罗恩病、血吸虫病等)

四、有结直肠癌家族史(直系亲属)

五、有结直肠息肉家族史(直系亲属)

六、有盆腔放疗史者

二、筛查技术

目前国内外权威学术团体所推荐的结直肠癌筛查的主要技术包括结肠镜、软式乙状结肠镜、粪便隐血检测、多靶点粪便 DNA 检测以及 CT 结肠成像(CT colonography)。这些技术可以分为两类,一类为结构性检查(structured examination),通过技术手段检视肠道状况以发现病变,主要包括结肠镜、软式乙状结肠镜和 CT 结肠成像;另一类为基于粪便标本的检测技术,包括粪便隐血检测和多靶点粪便 DNA 检测,通过对受试者的粪便标本进行实验室检测以发现可疑人群,需要进一步诊断性检查以明确诊断。

（一）结肠镜

结肠镜是结直肠癌筛查的金标准,内镜医师通过可视镜头可完整的检视肠道状况,对于发现的病变可取组织活检以明确病理诊断。此外,对于结肠镜检查中发现的腺瘤和早期癌,内镜医师可以行内镜下治疗。所以,结肠镜检查具有筛查、诊断和治疗的多重作用。目前国外研究表明开展人群结肠镜检查可降低69%结直肠癌发病率和68%死亡率。然而,结肠镜检查需要较为严格的肠道准备且为侵入性检查,在人群筛查中的依从性较差,且有发生并发症(如出血、肠穿孔等)的风险。

（二）软式乙状结肠镜

软式乙状结肠镜在可视镜头下检视远端结直肠(包括直肠、乙状结肠和降结肠远端),对于发现的病变可取组织活检以明确病理诊断,其临床操作规范与结肠镜相同。现有的随机对照研究证据表明软式乙状结肠镜筛查可降低18%结直肠癌发病率和28%结直肠癌死亡率。

（三）粪便隐血检测

粪便隐血检测包括传统的愈创木脂粪便隐血检测(guaiac-based fecal occult blood test,gFOBT)和最新的免疫法粪便隐血检测(fecal immunochemical test,FIT),是目前各国结直肠癌筛查项目中应用最为广泛的筛查技术,其主要技术原理是通过化学法或特异性抗体检测粪便标本中肉眼不可见的出血,从而提示可能存在潜在的肠道疾病。粪便隐血试验阳性者需要接受进一步诊断性结肠镜检查以明确诊断。随机对照研究证据表明传统的每2年一次的gFOBT筛查可降低9%~22%结直肠癌死亡率。目前针对FIT长期筛查效果的研究尚未公开发表,但观察性研究证据表明,FIT筛查可降低22%结直肠癌死亡率。

（四）多靶点粪便DNA检测

结直肠癌患者的肠黏膜癌变组织中可以检测出特异的遗传学变异,肠道黏膜上皮细胞可持续脱落并进入肠腔,从而使得肿瘤剥落细胞中包含发生改变的DNA等遗传物质,因此可以通过检测特定的遗传学或表观遗传学分子标志物来区分肿瘤病变和正常组织。2014年,美国FDA审批通过了一项多靶点粪便DNA检测用于结直肠癌的筛查。此项技术(商品名:Cologuard)联合4个粪便DNA突变位点和免疫法粪便隐血试验,根据公开发表的结果,其对结直肠癌和进展期癌前病变的诊断灵敏度分别为92.3%和69.2%,均高于传统的FIT(结直肠癌和癌前病变灵敏度分别为73.8%和46.2%),但多靶点粪便DNA检测的特异度略低于FIT,分别为89.8%和96.4%。目前有关多靶点粪便DNA在人群筛查中的长期效果评价尚未有充足证据。

（五）CT结肠成像

CT结肠成像,也称作仿真结肠镜(virtual colonoscopy),其应用多层螺旋CT扫描发现和诊断结肠病变,是一种安全、无创的结肠检查方法。对于CT结肠成像检查中发现异常的患者,通常需要再次接受诊断性结肠镜检查以开展病理检查明确诊断或接受进一步治疗。现有的研究证据表明CT结肠成像对进展期结直肠肿瘤的诊断准确度与结肠镜相当,但在人群筛查中的长期效果证据尚较为缺乏。

三、筛查方案

综合现有的研究证据,目前推荐的结直肠癌筛查方案包括:每10年一次的结肠镜检查、每 5 年一次的 CT 结肠成像、每 5 年一次的软式乙状结肠镜、每年一次的 FIT、每 3 年一次的多靶点粪便 DNA 检测。考虑到我国的医疗卫生资源分布和疾病负担,目前在我国结直肠癌筛查中通常采用两步法序贯设计,即采用问卷风险评估和 FIT 进行人群初筛,对于识别出的高危人群进行结肠镜的进一步检查。具体推荐的筛查流程见图 4-2-1。

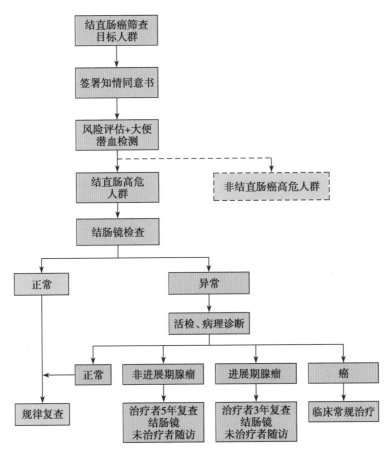

图 4-2-1 结直肠癌人群筛查推荐流程图

四、常用筛查技术说明

(一) 结肠镜

1. 结肠镜检查基本要求

(1) 初筛问卷评估和 FIT 检查阳性者,应进一步行结肠镜检查,结肠镜发现的所有息肉样病变和溃疡必须取活检,以明确病理诊断。

(2) 结肠镜进入深度应达到回盲部。

(3) 首次结肠镜检查不充分者,应于 1 个月内经充分准备后再行检查。

(4) 不能耐受常规结肠镜者,可考虑麻醉下结肠镜检查。

(5) 结肠镜病变描述按临床常规操作。

2. 结肠镜检查禁忌 结肠镜检查前应评估被检者是否存在结肠镜检查禁忌证:

(1) 肛门、直肠有严重的化脓性炎症或疼痛性病灶,如肛周脓肿、肛裂。

（2）各种急性肠炎、严重的缺血性疾病及放射性结肠炎，如细菌性疾病活动期、溃疡性结肠炎急性期，尤其暴发型者。

（3）妇女妊娠期，曾做过盆腔手术及患盆腔炎者，应严格掌握适应证，慎重进行，妇女月经期一般不宜做检查。

（4）腹膜炎、肠穿孔、腹腔内广泛粘连以及各种原因导致的肠腔狭窄者。

（5）肝硬化腹水、肠系膜炎症、腹部大动脉瘤、肠管高度异常屈曲及癌症晚期伴有腹腔内广泛转移者。

（6）高龄体弱者以及有严重的心脑血管疾病者，检查时必须慎重。精神病患者不宜施行检查，必要时可在全麻下施行。

3. 结肠镜检查者资质　结肠镜检查者应具有高度责任心及丰富的临床处理经验，能够处理结肠镜检查中的各种突发事件。根据各单位情况，建议由具有主治医师以上职称，工作满5年者担当结肠镜检查者。检查结束后，结肠镜医师要对可疑病例及时提出治疗建议，督促需治疗者及时进入治疗程序。

4. 结肠镜检查前准备　结肠镜检查按临床常规程序进行，包括结肠镜预约，签署结肠镜检查知情同意书，检测乙肝表面抗原，必要时检测艾滋病病毒（HIV），肠道准备药物领取，饮食控制，肠道清洁，家属陪同检查等，应遵照结肠镜检查所在医疗机构对结肠镜检查前的要求执行。

结肠镜检查术前准备工作是否充分，关系到检查成功与否及并发症的发生率，因此必须强调术前肠道清洁。检查者事前应详细询问病史，特别是近期用药史，熟悉病情。曾做过B超、钡灌肠造影等检查者，应仔细参阅检查结果，了解病灶所在部位。同时做好解释工作，解除病人思想顾虑。

检查前1~2天，应开始进无渣半流质饮食，如稀饭、蛋花等。检查当天禁食，如饥饿者可进食糖水或无渣糖。糖尿病患者可进食少量牛奶，对不能忍受空腹者尽量安排结肠镜在上午进行。做好被检查者的解释工作，促其认真做好饮食控制。检查前日晚或检查当日晨进行肠道清洁，方法如下：

（1）口服硫酸镁离子泻剂：清晨空腹时，将硫酸镁用温开水配制成5%的溶液（50克硫酸镁溶于1 000ml温开水中，搅拌均匀）。首次口服5%硫酸镁溶液600~1 000ml，然后隔10~15分钟再服250ml，至清水样便（无粪渣）止，总量不超过3 000ml。

（2）复方聚乙二醇电解质散：按药物说明书使用，每包溶解水1 000ml，首次服600~1 000ml，然后每隔15分钟再口服250ml，至清水样便（无粪渣）止，总量不超过3 000~4 000ml。

（3）伴有心、肾、肝、肺功能不全，高血压，冠心病，肠梗阻，顽固性便秘等被检查者，肠道准备应咨询专科医生。

5. 结肠镜下息肉处理原则　一旦在结肠镜下发现息肉，应取组织活检，有条件者行放大内镜及色素内镜观察，全面了解息肉的大小、形态、蒂部情况及数目，由此决定治疗方案。内镜下处理息肉可按照以下原则，息肉完整切除后，均应送病理检查。

（1）直径≤0.3cm的息肉，可单纯以活检（咬取）作为治疗。

（2）直径0.3~0.5cm的小息肉应先取活检，再予电灼或内镜下氢离子束凝固术。

（3）直径0.5~1.0cm的息肉可用热活检钳或高频电圈套切除。

（4）直径>1.0cm的息肉则宜采用高频电圈套切除。

（5）直径≥2cm 的宽基底息肉由于多有绒毛成分而具有恶变潜能，且易复发，应采用镜下黏膜切除术（EMR）或镜下黏膜剥离术（ESD），一次或多次彻底切除，有难度者需外科手术切除。

（6）多发性息肉是否一次摘除和应摘除数目应根据息肉的总数、大小以及内镜操作者的技术水平而定。切除数量越多，并发症发生率也越高，应首先保证安全，一次不宜切除过多。多个息肉摘除时应按先近端、后远端的原则进行。

炎症性肠病以肠道黏膜糜烂、溃疡病变为特点，包括溃疡性结肠炎和克罗恩病。内镜下黏膜活检对于炎症性肠病的鉴别诊断和及时发现癌变意义重大。内镜下怀疑炎症性肠病者均应取活检，溃疡性结肠炎最好全结肠每隔 10cm 随机活检 4 块，可疑病变区额外取活检。

6. 结肠镜检查注意事项　应严格诊室及器械的消毒，结肠镜的清洗消毒应当与结肠镜的诊疗工作分开进行，分设单独的清洗消毒室和内镜诊疗室，清洗消毒室应当保证通风良好。结肠镜诊疗室应当设有诊疗床、吸引器、治疗车等基本设施。内镜清洗消毒严格按照原国家卫生计生委发布的《软式内镜清洗消毒技术规范（WS 507—2016）》进行。如果发生结肠镜检查意外，应立即按照应急预案执行。

（二）粪便隐血检测

1. 检测产品　检测应使用国家批准的检测产品，正常值以各项目点仪器的参考区间为准。

2. 检测原理　需采用高灵敏度免疫检测原理研制的检查试剂。采用单克隆和多克隆抗体，特异性地针对粪便样品中的人血红蛋白（Hb），在 5 分钟内可以检出最低量为 0.2μg/ml 的血红蛋白。FIT 不受饮食的限制，并且不受动物血或铁剂等药物干扰。

3. 检测要求及检测前准备　采集粪便样本的容器应清洁干燥，不能含有水分；要求样本采集人在粪便上选择多个点采集便样。

4. 阳性结果处理　FIT 阳性者需要接受进一步诊断性结肠镜检查。FIT 阴性者按照推荐流程规律年度复查。

5. 检查过程注意事项

（1）正常人便隐血检测结果阳性，可能是由于某些药物（如阿司匹林、吲哚美辛、保泰松、布洛芬、氨茶碱、氯化钾、酒精及长期应用激素等）刺激胃肠道造成的隐性出血，临床医生应根据被检测者的实际病情及治疗情况综合判断。

（2）在粪便形成的过程中，少量的消化道出血不一定与之混合均匀，而且消化道出血具有间断性，如有条件也可以在多日内采集多份样本用于检测，只要有一次结果为阳性，就可认为有隐性出血存在。

（3）如果处于月经期或有尿血者，采集便样不慎与尿液混合可产生假阳性结果；口、鼻腔出血进入消化道中与粪便混合，也可能会发生假阳性结果。

（4）出现柏油样便时，血红蛋白浓度超出 2 000μg/ml 检测范围可能会因为前滞反应出现假阴性结果，此时需要充分稀释（50~100 倍）便样后再进行测试。若血红蛋白在消化道内存留时间过长，可能被胃酸或肠道内细菌分泌的酶所降解或破坏，使其免疫原性减弱或丧失而失去与抗体结合的能力，可能导致阳性减弱或假阴性的结果。此时应增加样本浓度检测或再连续检测 2~3 次，并结合临床进行判断。

（5）由于操作上可能出现的失误，同时也由于标本中存在干扰物质，试验结果有可能错误。对于可疑的结果应做进一步检查，并进行连续检测。

（6）像其他检测方法一样，FIT不能对胃肠道出血性病变做确诊性的判断，只能作为筛选或辅助诊断用，而不能替代临床内镜、X线和其他检查。对于阳性结果，应结合临床做进一步的检查。

五、筛查过程中并发症处理

在结肠镜检查和治疗过程中，穿孔和出血是常见的并发症，处理不当会危及生命。经验不足和操作粗暴是造成肠穿孔的主要原因。诊断性结肠镜检查穿孔多因肠道准备不充足，检查医生在未辨明肠腔时强力插入或因肠腔充气太多造成；治疗性结肠镜检查引起穿孔的机制和前者不同，多因电凝或激光等治疗手段使用不当所致。腺瘤和息肉摘除后出血，大多数是结痂脱落造成。

（一）结直肠息肉结肠镜摘除后出血

1. 结直肠息肉结肠镜摘除后出血防治　结直肠息肉摘除后出血多因治疗后便血前来就诊发现，诊断较易，其防治措施主要为：

（1）在腺瘤或息肉摘除前进行必要的相关检查：对结直肠腺瘤或息肉患者进行治疗前，需进行血常规及出凝血时间检查，对凝血机制较差者，应引起重视，并在检查前对患者和家属交代风险；对年老体弱者进行心电图检查。

（2）多发性腺瘤或息肉应分次摘除：对多发性腺瘤或息肉一次摘除不能太多，尤其是息肉较大、部位较高的多发性息肉患者，应考虑分次摘除。

（3）做好留院观察及药物治疗准备：一般情况下，息肉摘除后，需留院观察24~48小时，如遇腺瘤或息肉蒂较宽广、创面较大的患者，一般留院3~5天为宜。息肉摘除后，可根据病人情况给予消炎止血药。

（4）告知注意事项：患者出院时，医生必须详细交代如下注意事项：①回家注意适当休息，15天内不能从事重体力活动；②注意合理饮食，尽量多吃新鲜蔬菜、水果，不能饮酒、不能吃辛辣的食物，保持大便通畅；③大便时，不能过分用力排便；④回家后，如发现大便出血，应立即到医院就诊。

2. 出血发生后的处理　如为少量渗血或出血，检查医生应将患者收住院密切观察，进行保守治疗。如药物保守治疗无效，应进行内镜下止血（上血管夹、电凝或激光等），若失败或无效且出血量加大，应及时手术。如为较大血管出血者，出血量大、不能保守治疗的，应立即手术，并向家属说明病情，取得家属理解和支持。

3. 大出血发生后的处理　检查医生应及时向医院领导及医务科报告，同时积极组织、协调各相关科室进行抢救。

（二）结肠镜检查和治疗过程中穿孔的预防和治疗

1. 预防

（1）结肠镜检查须由具有丰富操作经验的专业医生进行。

（2）在结肠镜检查前进行必要的相关检查，了解受检者的一般情况（主诉及症状，腹部有无手术史、腹外疝及高血压心脏病史），并在检查前对患者和家属交代风险；对年老体弱者行心电图检查。

（3）插镜过程中，始终要注意拉直镜身，不使肠管结襻。掌握好少注气原则。进镜时需要视野清楚，避免盲插。正确把握肠腔的走行方向。尽量不要在结襻情况下继续强行插入。

（4）结肠镜下治疗避免创面太大，对多发性腺瘤或息肉一次摘除不能太多，尤其是息肉较大、部位较高的多发性息肉患者，应考虑分次摘除；电极圈与肠壁尽量减少接触面积，与病变对侧肠壁避免接触，分次、短暂（一般2~3秒/次）电凝电切，避免电凝过度。

2. 结肠镜诊治穿孔的诊断　结肠镜诊术后穿孔的临床诊断并不困难。最早、最明显的症状是患者突然感到剧烈腹痛，出现腹膜炎体征。因此，一旦患者在诊治过程中突然感到剧烈腹痛，均应视作穿孔，及时行立位X线平片检查，见膈下游离气体便可得到正确诊断。切不可以结肠镜来证实是否穿孔，否则就可能扩大损伤、延误诊断时间。另外，体温上升、脉搏加快、白细胞升高也可帮助诊断。

3. 治疗　可分诊断性结肠镜穿孔的治疗和治疗性结肠镜穿孔的治疗。

（1）诊断性结肠镜检查穿孔的治疗：通常诊断性肠穿孔的损伤较大，可在检查中或检查后留观中发现，需立即外科手术。

（2）治疗性结肠镜所致穿孔的治疗：治疗性肠穿孔，肠道穿孔小，且很快被结肠脂肪垂、网膜和邻近内脏覆盖，局部污染轻，大部分患者可行保守治疗。一般在术后24~72小时出现症状，如患者仅出现局限性腹痛、发热，无弥漫性腹膜炎征象，可采取保守治疗。但如弥漫性腹膜炎出现，尤其体温、脉搏、白细胞持续升高和气腹加重，同样需急诊开腹处理。

六、筛查相关信息收集

在人群筛查项目，为了更好地评价项目效果，一方面需要设定适当的评价指标整体评估实施成效，另一方面手续收集相关临床检查信息，为后续开展科学研究优化筛查实践提供重要资源。

（一）项目评价指标可包括

1. 完成率=（实际筛查人数/任务数）×100%。

2. 癌前病变检出率=［锯齿状腺瘤患者数+绒毛状腺瘤患者数+腺瘤（≥1cm）患者数+高级别上皮内瘤变患者数］/实际结肠镜检查人数×100%。

3. 早诊率=［锯齿状腺瘤患者数+绒毛状腺瘤患者数+腺瘤（≥1cm）患者数+高级别上皮内瘤变患者数+早期癌患者数］/［锯齿状腺瘤患者数+绒毛状腺瘤患者数+腺瘤（≥1cm）患者数+高级别上皮内瘤变患者数+癌症患者数+其他罕见肿瘤患者数］。

4. 检出率=［锯齿状腺瘤患者数+绒毛状腺瘤患者数+腺瘤（≥1cm）患者数+高级别上皮内瘤变患者数+癌症患者数+其他罕见肿瘤患者数］/实际结肠镜检查人数×100%。

5. 治疗率=（实际治疗人数/应治疗人数）×100%。

6. 随访率=（实际随访人数/应随访人数）×100%。

7. 早期癌指TNM分期$T_{1~2}N_0M_0$的癌。

8. 其他罕见肿瘤指神经内分泌肿瘤和胃肠道间质瘤。类癌<2cm者、胃肠道间质瘤直径<5cm者可认为是早期肿瘤。

9. 应治疗人数指发现的直径≥1cm的腺瘤、绒毛结构≥25%的腺瘤（即绒毛状腺瘤或混合性腺瘤）、伴高级别上内肿瘤的其他病变、癌和其他罕见肿瘤患者人数。

10. 癌前病变是指某些具有癌变潜能的良性病变，长期不治疗，有的可转变为癌。本项目中癌前病变指进展期腺瘤，具体包括锯齿状腺瘤、绒毛状腺瘤、腺瘤（≥1cm）及高级别上皮内瘤变。

（二）临床信息收集

在人群筛查项目中,可系统全面地收集临床检查相关信息,包括结肠镜检查报告、病理检查报告、内镜检查图像等,为后续系统评价筛查项目的产出提供重要支撑。结肠镜检查报告可收集肠镜操作方式、麻醉状态、到达深度、完成时间、息肉病变特征、内镜诊断等信息。病理检查报告可详细收集病理诊断等信息。内镜检查图像可按照项目要求收集各部位的检查图像等信息。结肠镜检查结果记录表和病理检查结果记录表的信息收集可参照附 4-2-1、附 4-2-2 和附 4-2-3。

附 4-2-1 结直肠癌筛查结果记录表
一、参加者基本信息

参加者编码：□□□ □□□ □□□□ □□□ □□□□ □□□ □□□	
身份证号：□□□□□□□□□□□□□□□□□□	
姓名：	性别：□男　□女
年龄：_____岁	检查日期：_____年____月___日

二、直 肠 指 诊

参加者是否进行了直肠指诊(无法耐受结肠镜检查者)？ □是　□否,**若是,填写以下信息**	前壁 12 9　　3 6 后壁
有无肿块：□有　□无	肿块距肛_____cm,_____点钟,占据肠腔_____/_____(填几分之几)
参加者是否完成了结肠镜检查？　□是　□否	
若完成了结肠镜检查,则继续填写;若未完成,则表格填写结束。	

三、结肠镜检查结果

结肠镜操作方式？	□单人　　□双人 □单/双人	是否采用麻醉？	□是 □否
结肠镜到达深度？	□回肠末端　□回盲瓣　□升结肠　□肝曲　□横结肠　□脾曲 □降结肠　□乙状结肠　□直肠		
肠道准备情况？	□Ⅰ级(肠道准备满意)　□Ⅱ级(肠道准备比较满意) □Ⅲ级(肠道准备不满意)		
结肠镜完成时间？	_____分钟		
是否发生并发症(可多选)？	□无　□肠道穿孔　□出血(出血程度：_____,处理情况_____) □其他_____		
是否检出息肉？	□是　□否　若是,检出的息肉具体数为_____个		
是否检出除息肉外其他病变？	□是　□否		

内镜下病变信息记录表(此表可根据实际病变数添加)

病变部位 1

部位: □回肠末端 □回盲瓣 □升结肠 □肝曲 □横结肠 □脾曲 □降结肠 □降乙交界 □乙状结肠 □直乙交界 □直肠	距肛:____厘米
镜下考虑病变类型:_____	病理标本号:_____
最大直径:⎿⎿⎿.⎿厘米	形　　状:□隆起 □扁平 □凹陷
有 无 蒂:□有 □无	蒂 形 状:□广蒂 □亚蒂
颜　　色:□红色 □灰白色 □其他	有无出血:□出血 □不出血

病变部位 2

部位: □回肠末端 □回盲瓣 □升结肠 □肝曲 □横结肠 □脾曲 □降结肠 □降乙交界 □乙状结肠 □直乙交界 □直肠	距肛:____厘米
镜下考虑病变类型:_____	病理标本号:_____
最大直径:⎿⎿⎿.⎿厘米	形　　状:□隆起 □扁平 □凹陷
有 无 蒂:□有 □无	蒂 形 状:□广蒂 □亚蒂
颜　　色:□红色 □灰白色 □其他	有无出血:□出血 □不出血

病变部位 3

部位: □回肠末端 □回盲瓣 □升结肠 □肝曲 □横结肠 □脾曲 □降结肠 □降乙交界 □乙状结肠 □直乙交界 □直肠	距肛:____厘米
镜下考虑病变类型:_____	病理标本号:_____
最大直径:⎿⎿⎿.⎿厘米	形　　状:□隆起 □扁平 □凹陷
有 无 蒂:□有 □无	蒂 形 状:□广蒂 □亚蒂
颜　　色:□红色 □灰白色 □其他	有无出血:□出血 □不出血

病变部位 4

部位: □回肠末端 □回盲瓣 □升结肠 □肝曲 □横结肠 □脾曲 □降结肠 □降乙交界 □乙状结肠 □直乙交界 □直肠	距肛:____厘米
镜下考虑病变类型:_____	病理标本号:_____
最大直径:⎿⎿⎿.⎿厘米	形　　状:□隆起 □扁平 □凹陷
有 无 蒂:□有 □无	蒂 形 状:□广蒂 □亚蒂
颜　　色:□红色 □灰白色 □其他	有无出血:□出血 □不出血
其他病变:	
内镜下诊断:	诊断医生:

填写说明:

1. 肠道准备情况　Ⅰ级(肠道准备满意):肠腔内无粪便或渣,无粪水潴留,肠液清亮,操作顺利,观察良好;Ⅱ级(肠道准备比较满意):肠腔内无粪便残渣,肠腔内有污浊粪水,操作比较顺利及观察基本清晰;Ⅲ级(肠道准备不满意):肠腔内有粪便残渣或粪块,操作不顺利,甚至因肠道准备不足,检查或治疗被迫停止。

2. 部位为距肛门距离(以退镜长度为准),并以肠前壁正中为时钟 12 点位置,肠后壁正中为 6 点钟,顺时针描写在肠腔的位置。

3. 每一个病变信息需要填写完整。

附 4-2-2　结直肠癌筛查病理诊断表

一、基 本 信 息

参加者编码：□□□　□□□　□□□　□□□　□□□□

身份证号：□□□□□□□□□□□□□□□□□□

姓名：　　　　　　　　　性别：□男　□女

年龄：＿＿＿岁　　　　检查日期：＿＿＿＿＿＿年＿＿＿月＿＿＿日

二、病理诊断记录表

1. 病理标本号	2. 活检部位	3. 活检位置（距肛门距离）	4. 病理诊断（编码）	5. 高级别上皮内瘤变比例/%	6. 腺瘤性息肉的结构比例/%		7. 备注
					管状	绒毛状	
		□□cm	□□ □□ □□ □□				
		□□cm	□□ □□ □□ □□				
		□□cm	□□ □□ □□ □□				
		□□cm	□□ □□ □□ □□				
		□□cm	□□ □□ □□ □□				
		□□cm	□□ □□ □□ □□				
		□□cm	□□ □□ □□ □□				

是否诊断为结直肠癌前病变：否[ ]　是[ ]

是否诊断为结直肠癌：否[ ]　是[ ]

诊断日期：＿＿＿＿＿＿年＿＿＿月＿＿＿日　　　　　　医师签名：

填写说明：

1. 本表中"参加者编码"与"姓名"必须与结肠镜检查结果登记表中一致；

2. "1. 病理标本号"为本医院原有标本病理编号；

3. "2. 活检部位"直接填写文字；

4. "3. 活检位置"按结肠镜活检位置填写；

5. "4 病理诊断"可填写多个编码,根据病变诊断填写所有相关编码；

6. "结直肠癌前病变"的定义:病理诊断编码为 07/11/12/14/15,或 08/09/10 同时伴腺瘤直径≥1cm(需结合结肠镜检查结果)；

7. "结直肠癌"的定义:病理诊断编码为 17/18/19。

附 4-2-3　结直肠癌筛查病理诊断表编码说明

1. 病理标本号　与结肠镜检查结果登记表中的病理标本号相一致。

2. 活检部位　与结肠镜检查结果登记表中的病变部位相一致。

3. 活检位置　活检位置的记录与内镜检查位置的记录完全一致。

4. 高级别上皮内瘤变的比例　记录上皮内瘤变的病变中高级别上皮内瘤变的比例。

5. 腺瘤结构比例(%)　分别记录管状结构和绒毛状结构的比例,以百分比表示。

6. 备注　上述内容不具备的任何需要说明的问题。

病理诊断编码

01. 正常/大致正常结直肠黏膜	12. 管状绒毛状腺瘤
02. 慢性结肠/直肠炎	13. 腺上皮低级别上皮内瘤变(异型增生)
03. 慢性活动性结肠/直肠炎	14. 腺上皮高级别上皮内瘤变(异型增生)
04. 慢性肉芽肿性结肠/直肠炎	15. 腺上皮高级别上皮内瘤变(黏膜内腺癌)
05. 非腺瘤性息肉	16. 腺上皮上皮内瘤变不能分级
06. 增生性息肉	17. 浸润性腺癌
07. 无蒂锯齿状腺瘤	18. 癌不能分类
08. 传统锯齿状腺瘤	19. 恶性肿瘤不能分类
09. 锯齿状息肉不能分类	20. 其他
10. 管状腺瘤	99. 不足以作诊断
11. 绒毛状腺瘤	

第三节　上消化道癌筛查方案

上消化道癌筛查包括食管癌筛查和胃癌筛查。食管癌筛查是对高危人群采用内镜下碘染色及指示性活检技术进行筛查,同时对贲门癌高发位点(贲门脊根部胃体侧区黏膜)仔细观察,必要时活检。胃癌筛查是对高危人群直接行胃镜检查,必要时活检,用病理诊断方法确诊胃癌及癌前病变患者。所有诊断均以组织病理为标准,确诊的癌症患者及癌前病变患者进行相应治疗。

工作指标要求:

1. 完成率≥100%,完成率=(实际筛查人数/任务数)×100%。

2. 顺应性≥70%,顺应性=(目标人群中实际筛查人数/当年目标人群数)×100%。

3. 癌前病变检出率=[高级别上皮内瘤变(重度异型增生)患者数]/实际上消化道内镜检查人数×100%。

4. 早诊率=[高级别上皮内瘤变(重度异型增生)患者数+早期食管癌患者数+早期胃癌患者数]/[高级别上皮内瘤变(重度异型增生)患者数+食管癌患者数+胃癌患者数]×100%。

5. 治疗率=(实际治疗人数/应治疗人数)×100%。

6. 随访率=(实际随访人数/应随访人数)×100%。

一、筛查人群

45~74 岁本地户籍居民,经高危人群评估筛选出的高危人群,无严重心、脑、肺、肾功能障碍或精神疾患,自愿参加并且能接受检查。

二、知情同意

所有筛查对象都必须签署知情同意书。向筛查对象宣讲筛查的目的、意义以及参加筛查的获益和可能的风险,告知知情同意书内容。在自愿原则下签署上消化道癌筛查知情同意书(见附 4-3-1)。

三、筛查流程

(一) 流程说明

确定高危人群,动员确定被筛查者,并填写筛查人员名单和基本信息。与筛查医院协调确定检查时间,组织筛查人群到指定的检查医院进行癌症筛查。

所有参加筛查的个体都必须参加知情同意程序,然后在自愿的原则下签署知情同意书。内镜检查的详细操作流程见"四、内镜检查技术说明"。同时填写上消化道内镜检查记录表(附 4-3-2)。对阳性病例进行治疗及随访。

(二) 上消化道癌筛查流程图(图 4-3-1)

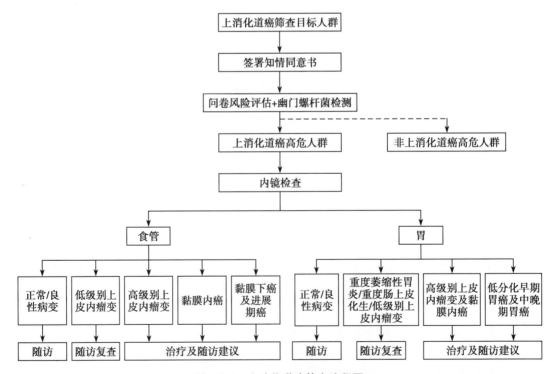

图 4-3-1   上消化道癌筛查流程图

四、内镜检查技术说明

（一）内镜检查前的准备

1. 检查前禁食水 6 小时以上,有梗阻或不全梗阻症状的患者应提前禁食 1 天,必要时应洗胃。

2. 检查前应向受检者做好解释工作,消除其恐惧感,嘱其平静呼吸,不要屏气,避免不必要的恶心反应。

3. 有条件者,检查前 10 分钟给予去泡剂(如西甲硅油、二甲硅油)口服,以去除胃内黏液与气泡。

4. 检查前 5 分钟给予 1% 利多卡因 5~6ml 含服,或咽部喷雾麻醉。

5. 麻醉　有条件的地区和人群,可以使用镇静或无痛胃镜(清醒镇静的方法)。

（二）内镜检查

1. 进镜顺序　受检者左侧卧位,医生同受检者简短而亲切地交谈,安抚和鼓励受检者,以期配合检查。然后,在无痛无损伤情况下插入内镜。从距门齿 16cm 开始,慢慢地推进内镜,仔细观察每 1cm 的食管黏膜状态。观察未经内镜摩擦的正常黏膜和黏膜病灶的原始状态,谓之"进镜观察"。内镜进入贲门时,一定要找到贲门的黏膜脊根部(必要时逆时针转动),观察该处胃黏膜状态。内镜异常黏膜表现为充血、出血、糜烂状、凹陷状和斑块状改变。如果从前视位观察困难,内镜可以进入胃内并反转内镜,从胃内逆视位观察贲门的全区,很容易发现病灶。进入胃内后依次观察贲门、胃体、胃窦、幽门、十二指肠球部及十二指肠降部。退镜时依次从十二指肠、胃窦、胃角、胃体、胃底贲门、食管退出。依次顺序全面观察,应用旋转镜身、屈曲镜端及倒转镜身等方法,观察上消化道全部,尤其是胃壁的大弯、小弯、前壁及后壁,观察黏膜色泽、光滑度、黏液、蠕动及内腔的形状等。如发现病变则需确定病变的具体部位及范围,并详细在记录表上记录。胃镜检查正常部位的观察及拍照记录请参照正常胃部内镜所见及标准照片。上消化道内镜检查结果记录表见附 4-3-2。

2. 胃镜诊断辅助技术　胃镜诊断辅助方法主要采用靛胭脂染色与碘染色技术,应首先进行胃的靛胭脂染色观察,而后再进行食管碘染色观察。

（1）靛胭脂染色观察:常规胃镜观察完成后,两种情况下可进行靛胭脂染色观察。①胃内发现病变或胃黏膜异常部位,重点喷洒病变部位进行观察;②内镜下诊断为重度萎缩性胃炎,则全胃喷洒进行观察。染色方法,进镜至胃窦部位。从活检管道插入喷管,用 20ml 注射器抽取 20ml 靛胭脂(0.2%),由胃窦至胃体、贲门依次喷洒,进行染色辅助观察。染色前应注意清洗胃黏膜表面黏液,喷洒时尽量使染色剂在胃黏膜上涂布均匀,冲洗后进行观察。正常胃黏膜的小区清晰可见,胃底腺黏膜小区呈现为:规则、厚、有光泽、淡红色。幽门腺黏膜小区呈现为:不规则、薄、暗淡黄色。异常胃黏膜区域,染色剂将出现异常沉积,使得该部位染色加重,着色区呈现不均匀变化(即阳性所见),病变区域与周围正常组织境界明显。当视野不清或病变部位染色效果不佳时,可以即刻冲洗后再次染色,以获得理想的染色效果。对病变部位进行拍照记录后,活检。操作结束前吸净残留靛胭脂。

0.2% 靛胭脂制法:靛胭脂 1g 加 500ml 蒸馏水,振荡摇匀,使之充分溶解。靛胭脂易氧化,配制后应尽快使用,避免长期存放(存放时间<1 周)。

（2）碘染色观察：靛胭脂染色观察完成后,吸净胃内液体及气体。将内镜置于距门齿20cm左右处。从活检隧道插入喷管,由助手从喷管注入1.2%浓度的碘液10~15ml。边注边推进内镜,使碘液均匀地喷洒在全食管黏膜上(同样也可以自下向上喷洒)。然后向食管壁喷注10ml清水,冲洗残留碘液和黏液后再吸出。观察食管黏膜,如果染色不满意,可再注入5ml碘液,强化染色。标准的染色后表现为正常食管黏膜被染成棕褐色,富含糖原的细胞呈深棕色(即过染),而糖原被消耗的异型细胞呈不同程度的黄色。对碘染色的食管黏膜,应仔细观察,注意黏膜上边界清晰的黄色区(即不着色区)。黄色程度从淡黄到深黄不等,这取决于病灶细胞的恶变程度。

1.2%卢戈氏碘液制法:碘12克,碘化钾24克,蒸馏水1 000ml,混匀。用前以8层纱布过滤。

（三）活检

1. 如果在食管黏膜和/或贲门区黏膜发现阳性或可疑病灶,应在相应区域咬取活检,咬取活检的块数视病灶大小及多少而定。活检标本处理后,送病理检查,同时填写病理诊断表(附4-3-3)。

2. 如果经内镜观察和碘染色后食管未发现可疑病灶,不取活检。对贲门脊根部胃体侧区黏膜仔细观察,如未发现可疑病灶,亦不取活检。

3. 如果在胃黏膜或贲门区黏膜发现阳性或可疑病灶,应咬取活检,咬取块数视病灶大小而定,病灶大而可疑,可适当增加块数,标本块数要求可按如下标准进行,病变>1cm取标本数≥2块,病变>2cm取标本数≥3块,病变>3cm取标本数≥4块。标本尽量足够大,深度达黏膜肌层。

4. 如果经内镜观察和染色观察后胃未发现可疑病灶,可不取活检。

5. 如发现多处散在病灶,应尽可能将可疑病灶均咬取活检。

6. 对特殊病灶要另取活检。标本要足够大,达到黏膜肌层。

7. 不同部位标本分别存于不同标本瓶中。

8. 须向病理科提供取材部位、内镜所见和简要病史。

（四）器械消毒

胃镜清洗消毒严格按照原国家卫生计生委发布的《软式内镜清洗消毒技术规范(WS 507—2016)》进行。

（五）胃镜检查质量控制

胃镜检查质量对于早期病变的发现至关重要。因此在筛查过程中,完成每一例胃镜检查时,检查者均要严格按照标准要求进行检查并对发现的病变及消化道的重要部位进行拍照记录,以控制胃镜检查质量,提高早期病变检出率。

（六）早期食管病变内镜下表现

从食管入口到食管胃交界处,早期食管黏膜病灶有以下几种状态。①红区:即边界清楚的红色灶区,底部平坦;②糜烂灶:多为边界清楚的红色糜烂状病灶;③斑块:多为类白色边界清楚稍隆起的斑块状病灶;④结节:直径在1cm以内,隆起的表面黏膜粗糙或糜烂状的结节病灶;⑤黏膜粗糙:指病变不规则,漫无边界的状态;⑥局部黏膜下血管网紊乱、缺失或阻断等状态为伴随现象,附近应有黏膜增厚的病灶存在。早期食管癌的内镜下分型可参照2002年巴黎分型(见下述早期胃癌分型)。

（七）早期胃癌内镜下表现及分型

1. 早期胃癌内镜下分型　根据 2002 年巴黎分型,早期胃癌即 type-0 型胃癌,根据病变的形态特征可分为息肉状及非息肉状两大类。

息肉状病变在内镜中表现为形态隆起高于其周围黏膜,手术标本显示其隆起高度超过周围黏膜厚度的两倍(>2.5mm)。此型尚可分为有蒂及无蒂两类,通常以 0-Ⅰp 及 0-Ⅰs 表示。

非息肉状病变可分为表浅型和凹陷型两大类,分别以 0-Ⅱ 和 0-Ⅲ 来表示,根据病变与周围黏膜的高低差异 0-Ⅱ型可进一步区分为:0-Ⅱa:表浅隆起型;0-Ⅱb:表浅平坦型;0-Ⅱc:表浅凹陷型。此外还有混合型,如 0-Ⅱa+Ⅱc 等。

0-Ⅰ型与 0-Ⅱa 型的区别在于病变隆起的高度不同,大致可以根据活检钳闭合时的厚度判断。0-Ⅱc 型与 0-Ⅲ型的判断需要根据手术标本进行病理诊断才能准确判断,但内镜下可根据病变的凹陷状态进行大致判断,当上皮层出现明显的断裂时,可判断凹陷已达黏膜下层即为 0-Ⅲ型早期胃癌。

2. 早期胃癌内镜下表现　内镜下观察早期胃癌一般将其分为隆起型胃癌与凹陷型胃癌两大类。

(1) 隆起型早期胃癌(0-Ⅰ型、0-Ⅱa 型)内镜下表现:①多为单发境界明显的隆起性病变。②亚蒂或无蒂,有蒂者较少见。③表面黏膜充血、发红、粗糙、凹凸不平、呈颗粒状或结节状改变,表面黏膜的改变是诊断隆起型早期胃癌的要点。④判定病变浸润深度:据日本学者统计,1cm 以下病灶 100% 是黏膜内癌,而 1~3cm 之间 80% 为黏膜内癌;直径较大的病变可根据病灶的侧面和非癌黏膜间的角度和表面形态辅助诊断,角度越锐其浸润深度越浅,而角度越钝其浸润深度越深;病变浸润较深时,其活动性较差,即伸展性差(可在胃内反复充气、抽气进行病变部位空气动力学观察判断)。

(2) 凹陷型早期胃癌(0-Ⅱc 型、0-Ⅲ型)内镜下表现:①病变凹陷面内黏膜粗糙、糜烂,正常胃黏膜结构消失,呈颗粒状或结节状表现,部分病变可见凹陷面中央有散在的正常胃黏膜结构,而这种表现往往预示为分化差的癌。②凹陷表面黏膜可表现为充血、发红,亦可表现为黏膜褪色,或者红白相间,偶尔见有出血。③病变部位僵硬,伸展性较差。④病变周围黏膜凹凸不平,可有"蚕食样改变",周围黏膜可有隆起,隆起周围黏膜皱襞肥大、中断甚至融合。

（八）内镜下切除适应证

1. 早期食管癌内镜下切除适应证

【绝对适应证】

高级别上皮内瘤变(m1)及黏膜内癌(病变局限于黏膜固有层的肿瘤,m2)。

【相对适应证】

①黏膜内癌(病变局限于黏膜肌层,m3);②部分黏膜下癌(病变侵及黏膜下层<200μm);③病变周径<3/4 周。

2. 早期胃癌内镜下切除适应证

【绝对适应证】

高-中分化癌,病变局限于黏膜内,直径≤2cm,不伴溃疡。

【相对适应证】

①高-中分化癌,病变侵及黏膜下层者,深度<500μm,不伴溃疡,范围<3cm;②高-中分化

癌,病变局限于黏膜内者,不伴溃疡,范围无限制;③高-中分化癌,病变局限于黏膜内者,伴有溃疡,范围<3cm;④低分化癌,病变局限于黏膜内者,不伴溃疡,范围<3cm。

五、标本处理与病理诊断

(一)食管活检标本处理与病理诊断

1. 标本处理

(1)标本前期处置:活检标本离体后,立即将活检组织展平,使黏膜的基底层面贴附在滤纸上。

(2)标本固定:置于10%中性福尔马林缓冲液中;包埋前固定时间须≥6小时,≤48小时。

(3)石蜡包埋:去除滤纸,将组织片垂直定向包埋。

(4)HE制片标准:修整蜡块,要求连续切6~8个组织面,捞取在同一张载玻片上;常规HE染色,封片。

2. 病理诊断标准   详细的病理诊断表及其编码说明见附4-3-3与附4-3-4。主要的病理诊断标准如下:

(1)基底细胞增生:上皮基底细胞层增生厚度≥上皮全层的15%,细胞核增大,但细胞核无显著异型性,细胞排列无极向紊乱。

(2)鳞状上皮低级别上皮内瘤变(异型增生):异型鳞状细胞局限于鳞状上皮下1/2。腺上皮低级别上皮内瘤变(异型增生),参考胃。

(3)鳞状上皮高级别上皮内瘤变(异型增生):异型鳞状细胞累及食管鳞状上皮超过下1/2。腺上皮高级别上皮内瘤变(异型增生),参考胃。

(4)黏膜内癌即黏膜内浸润癌:癌细胞侵入黏膜固有层,局限于黏膜肌层以内。

(5)黏膜下癌:黏膜内浸润癌继续向深层浸润,侵透黏膜肌层,达到黏膜下层,未侵及食管固有肌层。

(6)早期食管癌($T_{1a}N_x$):黏膜内浸润癌,不论有无淋巴结转移。

(二)胃活检标本处理与病理诊断

1. 标本处理   要求与食管活检标本处理相同。

2. 病理诊断标准

(1)低级别上皮内瘤变:黏膜内腺体结构及细胞学形态呈轻度异型性,与周围正常腺体比较腺体排列密集,腺管细胞核呈杆状,出现假复层,无或极少黏液,细胞核染色浓重,出现核分裂象。

(2)高级别上皮内瘤变:黏膜内腺体结构及细胞学形态呈重度异型性,腺管密集,腺管细胞核变圆,排列和极向显著紊乱,在低级别上皮内瘤变的基础上进一步出现共壁甚至筛状结构,缺乏黏液分泌,核分裂象活跃,可见灶状坏死,但无间质浸润。

(3)黏膜内癌即黏膜内浸润癌:异型腺上皮细胞团巢或孤立的腺上皮细胞浸润黏膜固有层间质,局限于黏膜肌层以内。

(4)黏膜下癌:黏膜内浸润癌继续向深层浸润,侵透黏膜肌层达到黏膜下层,未侵及固有肌层。

(5)早期胃癌($T_1N_{0~3}$):包括黏膜内浸润癌和黏膜下浸润癌,无论有无区域淋巴结转移。

六、处理建议

根据病理检查诊断和内镜检查所见,由临床医生对每个病例的处理提出建议,如是否需要做相应治疗或重复检查及随访和随访的间隔时间等。阳性结果处理方法如下:

(一) 需临床处理者:癌及癌前病变

1. 食管癌前病变及早期食管癌治疗

(1) 高级别上皮内瘤变和黏膜内癌:原则上应采用 EMR(内镜下黏膜切除术)、ESD(内镜下黏膜下剥离术)、MBM(多环套扎黏膜切除术)或 RFA(射频消融术)进行治疗。内镜下切除术后,病理报告有下列情况之一者,需追加食管切除术:①病变浸润深度超过黏膜下层 $200\mu m$;②有脉管侵犯;③分化较差;④切缘有癌。

(2) 黏膜下癌:原则上应施行食管切除术。

(3) 中晚期食管癌:可根据病情选择常规治疗手段(手术、放疗及化疗等)。

2. 胃癌前病变及早期胃癌治疗

(1) 胃高级别上皮内瘤变:对于胃高级别上皮内瘤变的病人必须给予足够的重视,这类病人有 60%~80% 可能发展为胃癌,需采取临床干预治疗。

(2) 早期胃癌:对于筛查发现诊断早期患者,由于早期胃癌在治疗后的 5 年生存率很高,一般早期胃癌病人在外科手术后预后都较好,只有少数有淋巴结转移的早期胃癌病人需要接受辅助化疗。早期胃癌可以根据肿瘤浸润深度、位置和有无淋巴结转移等因素采用外科的标准根治术(D2)、缩小切除范围的局限性根治术(MGA、MGB)等,亦可采用 EMR、ESD 或腹腔镜切除术进行治疗。 I_A 期(T_1):适合内镜下切除或改良的胃癌根治术(MGA、MGB); I_B 期(T_1~T_2):行标准胃癌根治术。如果 T_1N_1 肿瘤直径小于 2cm,适于改良 B 级胃癌根治术,T_1N_1 直径超过 2cm 或 T_2N_0 胃癌应接受标准胃癌根治术。

(二) 需随访者

拒绝治疗的食管高级别上皮内瘤变患者每年至少随诊一次。低级别上皮内瘤变患者随诊间隔为 3~5 年。随诊仍用内镜检查碘染色,并行指示性活检及病理诊断。

凡在医疗卫生服务中发现以下患者:中、重度萎缩性胃炎,胃溃疡,胃息肉,胃良性疾病术后残胃(术后 10 年),胃癌术后残胃(术后 6~12 个月),上皮内瘤变和中-重度肠上皮化生者,应按照下表要求进行胃镜随访,以尽早发现胃癌(表 4-3-1)。

表 4-3-1　胃癌高危人群的随访要求

高危对象	随访间隔时间
中、重度萎缩性胃炎	6~12 个月
胃溃疡	常规治疗后常规复查
胃息肉	6~12 个月
胃良性疾病术后残胃(术后 10 年)	12 个月
胃癌术后残胃(术后 6~12 个月)	6~12 个月
低级别上皮内瘤变	3~6 个月
高级别上皮内瘤变	再取活检或内镜下切除
中-重度肠上皮化生	12 个月

各种程度的上皮内瘤变伴其他高危因素者应列为重点对象,其监测随访要求:

1. 高级别上皮内瘤变并伴有中、重度肠上皮化生者随访 3~6 个月;萎缩性胃炎并伴有低级别上皮内瘤变和肠上皮化生者随访 3 个月。

2. 胃镜监测过程中发现病变为胃癌,及时做好新发肿瘤登记报告,并列入肿瘤现患分级管理,高危人群继续监测。

七、质量控制

(一) 内镜资料

所有高级别上皮内瘤变及胃癌病例均复检内镜资料,阴性病例抽检 1%。

(二) 上消化道癌筛查病理资料

全部食管及胃高级别上皮内瘤变以上的切片均需上报,其中 10% 将进行复阅。低级别上皮内瘤变、良性肿瘤和阴性病例将随机抽取总量 0.5% 切片进行复阅。

八、筛查数据上报与图像上传

筛查数据通过项目数据平台进行上报。无论阴性、阳性病例均至少保存 48 张内镜图像。将内镜图像(48 张)通过项目数据平台进行上传。同时所有图像现场以硬盘或光盘保存备份。

要求:①内镜检查结果以《上消化道癌内镜检查记录表》(附 4-3-2)填写并通过数据平台进行上报;②内镜检查报告图像以 JPG 格式上传;③所有表格由当地组织人员录入,按期上报项目管理部门。

九、筛查过程中并发症处理

(一) 活检后出血

活检后出血是内镜检查常见并发症,多发生在贲门黏膜活检后,而食管黏膜活检后出血较少见。内镜检查时,遇到食管静脉曲张和血管瘤等病变时切忌活检。对有出血倾向和凝血功能异常病史及主诉者,检查前需化验血常规和出凝血时间,正常者方可考虑活检。

1. 贲门黏膜活检出血原因

(1) 贲门区黏膜暴露不充分、图像不稳定,特别是高发位点显露较困难。因此活检钳与黏膜常呈斜面(即切面)相交,在此位置上活检,易造成黏膜撕裂伤。

(2) 贲门区活检时,空间定位不太准确,加之腺上皮黏膜柔软,常易导致活检较深。

(3) 柱状上皮黏膜较脆。

(4) 贲门区黏膜下血管丰富。

2. 贲门黏膜活检出血的预防

(1) 活检时,活检钳与拟咬取活检的黏膜区位置关系很重要。活检前应设法调整好活检钳与黏膜的位置。活检时应注意打开后的活检钳一般要与活检处黏膜平行。也可通过旋转内镜,将病灶旋转到 5 点钟方位,在此位置活检一般比较容易。

(2) 活检不宜过深。第二次活检不得重复前次活检点,以免过深。

（3）活检时,活检钳伸出短一些,避免揪起黏膜成伞状,这样易导致黏膜撕裂。

（4）要在直视下活检,不要盲目活检。首先应看准欲活检的黏膜位置,咬住后不要立即抽出活检钳,首先要核实活检钳咬取病变的情况,明确咬取的位置和大小合适后,然后再快速抽出活检钳,活检后内镜不要离开活检位置,立刻检查一下活检后局部伤口的情况,有无黏膜撕裂出血等迹象。上述一连串技术性动作,实际上在几秒钟内完成,内镜医生应熟练掌握此技术,直至养成习惯。

3. 贲门活检后上消化道出血的诊断　内镜检查术及活检后极少受检者发生上消化道出血。活检后的出血绝大多数无需处理均能自凝。内镜检查后发生的上消化道出血,通常指内镜检查活检后 4~8 小时内出现呕血或便血。临床检查主要表现为脉搏 100 次/min 以上,收缩压<100mmHg,血红蛋白和红细胞下降,全身情况不佳,黏膜苍白等症状并有进行性发展的迹象。出现以上情况可诊断为上消化道出血。

4. 贲门活检后出血的处理

（1）内镜检查术中,活检出血通常数秒钟后自动停止。如果不停止可在出血点局部注射肾上腺素盐水,以及采取氩离子束凝固术（APC）或电凝等措施进行止血。

（2）确诊为上消化道出血后,根据非静脉曲张上消化道出血治疗原则处理。活检导致的出血,一般伤口小,系微小血管损伤,经及时规范处理后多很快止血。一般 2~3 天即可康复,极少发生持续出血现象。如果 24 小时以后仍有继续出血症状,应住院治疗。

（3）如病人一般状态允许,可再次进行内镜检查,寻找出血原因和出血点,如发现出血点可采用前述内镜下止血方法处理。但上消化道出血有时常因食管和胃内充满血块无法吸除而影响观察及内镜下治疗。

（二）呕吐造成贲门和食管下段黏膜撕裂出血

这种现象可发生于内镜检查过程中和结束后,多由于胃内气体和液体过多且病人剧烈恶心、呕吐所致,导致贲门和食管下段突然膨胀、黏膜撕裂出血。这种损伤呕血量一般较大。同样须按非静脉曲张上消化道出血治疗原则处理。如进镜检查后证实为黏膜撕裂,可内镜下应用止血夹封闭撕裂处黏膜,一般均可止血。这种损伤通常发生在贲门或食管下段黏膜。为避免贲门和食管下段黏膜撕裂出血,术者应在内镜检查时和结束前,随时注意吸净胃内残留液体和气体。

（三）食管黏膜活检后出血

食管黏膜活检后出血比较少见。如果发生,处理原则基本相同。

（四）个别受检者,内镜检查后,发生脑血管意外等突发病症

这与内镜检查无直接关系,但易招致受检者及家属不理解甚至抱怨。因此,术前询问高血压、心脑血管疾病史以及测量血压十分必要。应酌情决定受检者能否承担内镜检查,不必勉强。

（五）关于碘过敏反应

近年来国内外较为广泛地开展食管黏膜碘染色,以早期发现食管病变。目前为止,还未见到碘过敏反应的确切报告。一些内镜医生在临床工作中曾遇到一些情况,如碘染色后出现食管痉挛、胃黏膜水肿和皮疹等,但尚需进一步观察和积累经验。但当碘染色后食管出现痉挛时,切忌强行退出内镜,以免损伤黏膜;此时应采取注入温水等措施,待食管痉挛缓解后再退出内镜。

（六）食管内镜治疗相关并发症及其处理

EMR 手术过程中，有 1% 左右发生食管穿孔，10% 左右小动脉出血。术前需检查有无手术禁忌证，以防不测。

1. 食管穿孔　食管穿孔有三种情况，分述如下：

（1）食管全层及胸膜均被切除：此型穿孔很少发生。

病情特点：食管腔与胸腔穿通，出现张力性气胸症状，进行性皮下气肿，呼吸困难、发绀、心动过速、血压下降甚至呈休克状态。

【处理】　立刻行胸腔减压，床旁胸腔引流（肋间插入引流管，接密封水瓶），然后急诊食管切除手术。该组病人一经确诊，应迅速手术，千万不可拖延。

（2）食管全层切除，未伤及胸膜：绝大部分穿孔属此型。

病情特点：因胸膜完整未受损伤，穿孔处食管腔只与纵隔相通，临床症状为前胸和颈部皮下气肿，无明显全身症状或症状较轻。因此，该组病人预防纵隔感染是治疗的关键。

【诊断】　如发现切除的黏膜标本内面有肌肉组织，内镜观察黏膜切除的创伤面不是粉红色平整的肌层伤面，而是一个较深的黑洞，仔细观察洞底可见胸膜（识别方法：可见胸膜下含有黑色碳沫的肺组织随呼吸活动），同时有皮下气肿，可以诊断为穿孔。

【处理】　预防纵隔感染的关键是防止唾液和气体经穿孔处进入纵隔。在食管腔穿孔上方 3~5cm 处放置一胃管，持续负压吸引。同时放置第 2 支胃管于胃内，持续负压吸引。同时禁食、禁水、静脉营养、抗生素治疗等。术后第 10 天内镜检查，观察食管穿孔局部愈合情况，决定何时进食。

【预防】　黏膜切除是一项微创技术，随着经验积累、操作熟练，并发症将会减少。根据黏膜切除操作流程，为避免穿孔，有两点需要注意：①黏膜下注射盐水时，要充分浮起病灶范围的黏膜，并要超出病灶周围边缘至少约 0.5cm。这样，吸入套帽内的黏膜是充分游离于固有肌层的黏膜，避免带入固有肌层组织。②根据病灶大小，选择不同型号的透明帽。因为透明帽的大小即透明帽内的容量，决定吸入的黏膜量。吸入透明帽内的黏膜适量，将会避免由于吸入黏膜过量，造成挟带肌层的可能。

（3）隐性穿孔：即黏膜和部分内环肌层被切除。但食管纵肌层保存完好。在无黏膜保护的状态下如果食管腔内气压过高，则纵肌层的肌纤维膨胀成栅栏状，气体有可能从肌纤维间隙被挤压至纵隔。此时，在 X 线照片上可见食管周围有气泡状影像，但此时病人一般无临床症状。隐性穿孔一般不需处理。如果 X 线片上气泡影较多，可放置一胃管在食管腔内，持续吸引，降低食管腔内气压，避免气体继续外溢。禁食、禁水 48 小时，一般均可治愈。

2. 内镜下切除术伤面出血　弥漫性静脉出血，易于处理。较为严重的是小动脉喷射性出血，应及时处理。可用肾上腺素盐水在出血点处局部注射。也可采用 APC 或电凝止血，止住即可，切忌过度操作，因其易灼伤肌纤维等周围组织，增加创伤。因食管腔很小，同时由于内镜的放大效应，尽管是微小血管出血但内镜下显得很严重，实际上出血量很小。发生出血时，术者首先不要紧张，及时冲洗和清理食管腔内的积血，看清、看准出血点后再处理，切忌盲目止血。

3. 内镜下切除术后食管狭窄　如切除病变范围小于食管全周的 3/4,术后食管很少发生狭窄,无吞咽困难等症状,更无需扩张。如切除病变范围大于食管全周的 3/4,75% 的患者术后食管发生狭窄,且有不同程度的吞咽困难,这些病人需要术后扩张,术后 2 个月开始扩张,每两周一次,扩张 3~4 次后一般狭窄均明显缓解,可正常进食。

(七) 胃镜治疗相关并发症及其处理

EMR 与 ESD 是内镜下治疗早期胃癌的主要技术方法,据报道因相关并发症而行急诊手术的发生率仅为 0.07%(1/1 449 例),目前尚未见相关的死亡病例报告。

1. 腹痛　腹痛是 ESD 术后典型症状,常为轻、中度,治疗主要为口服常规剂量质子泵抑制剂(PPI),2 次/d,共 8 周。术后第 1 天禁食,第 2 天进全流食,然后连续 3 天进软食。

2. 出血　出血发生率约为 7%,是最常见的并发症,多为少量出血,出血量大、需输血者仅占其中的 6%。出血分为术中出血和延迟出血。

(1) 术中出血

【预防】　术中出血多因操作中触及黏膜下血管所导致。因此,操作中的预防措施对于防止术中出血是极为必要的,包括黏膜下注射液中加入肾上腺素收缩血管,术中对于可疑血管部位利用热活检钳提前进行钳夹结扎处理,也可以术前肌注巴曲亭等药物预防出血等。

术后应常规给予口服标准剂量 PPI,2 次/d,连续 8 周,术后禁食水 24 小时,术后第 2 天进流食,第 3 天进软食。

【诊断】　由于在内镜直视下,术中出血诊断并无困难,内镜下观察到持续的溢血和/或渗血即可做出诊断。

【处理】　此种出血应当以内镜下止血为主要处理手段,止血时应当注意仔细观察出血部位,有条件者可以采用附有送水功能的内镜进行喷水冲洗观察,可有更好的视野以及更为确切的止血效果。发现出血部位后内镜下止血的方法有:①内镜下喷洒肾上腺素生理盐水(1:100 000);②黏膜下注射肾上腺素生理盐水(1:500 000);③内镜下氩离子凝固(APC)止血;④电凝止血;⑤止血夹止血等。可以根据情况选择最佳的止血方法。对于少量渗血,内镜喷洒肾上腺素生理盐水即可有效,而大量的渗血则可酌情选用内镜黏膜下注射肾上腺素生理盐水,或采用电凝止血以及 APC 止血,也可以用止血夹夹闭出血部位进行止血。

(2) 延迟性出血(术后 30 天内消化道出血)

【诊断】　患者有呕血,黑便或晕厥等症状(一般出血量 50~70ml 即可出现柏油样便,胃内出血量>250ml 即可出现呕血),并伴有血压下降大于 20mmHg 或脉搏增快大于 20 次/min。实验室检查:①早期血象可无变化,若出血持续 3~4 天,则出现外周血红细胞计数、血红蛋白、血细胞压积持续降低等贫血的表现。若发现血红蛋白下降大于 20g/L,则高度怀疑有延迟性出血,加之临床呕血、黑便等症状即可确诊。②患者可有高氮质血症,监测血尿素氮的变化是判断出血是否停止的一项有效指标。胃镜检查是诊断上消化道出血重要的方法之一,可在出血后的 24~48 小时内行紧急胃镜检查,以确定食管、胃或十二指肠有无出血性病变,其阳性率可达 95% 左右。

诊断为延迟性出血后,首先进行失血量的判断。一般出血量在 1 000ml 以上或血容量减少 20% 以上,为大量出血。常伴急性循环衰竭,需输血纠正。可表现为显性出血(呕血或黑便,不伴循环衰竭)和隐性出血(大便隐血试验阳性)。血压和心率是关键指标,需进行动态观察,综合其他相关指标加以判断。如果患者由平卧位改为坐位时出现血压下降(下降幅度大于 15mmHg)、心率加快(上升幅度大于 10 次/min),已提示血容量明显不足,是紧急输血的指征。如收缩压<90mmHg、心率>120 次/min,伴有面色苍白、四肢湿冷、烦躁不安或神志不清则已进入休克状态,属严重大量出血,需积极抢救。

【处理】　确诊为延迟性出血后应在 24~48 小时内进行急诊内镜检查,内镜检查是延迟性出血最有效的治疗手段,检查同时备好止血药物和器械,相关处理方法参见前述内镜下止血方法。对于大量失血有内镜检查禁忌证者则不宜作此项检查:如心率>120 次/min,收缩压<90mmHg 或较基础收缩压降低>30mmHg、血红蛋白<50g/L 等,此类患者应立即建立快速静脉通道补液或血浆纠正循环衰竭,血红蛋白上升至 70g/L 后再行检查。危重患者内镜检查时应进行血氧饱和度和心电、血压监护。内镜止血治疗后转为内科保守治疗,应用抑酸药物质子泵抑制剂奥美拉唑 80mg 静脉注射,以后 8mg/h,持续静滴 72 小时。生长抑素 250μg 在 3~5 分钟内静脉推注,然后以 250μg/h 的滴速,持续静滴 3 天,以巩固疗效。必要时可加用止血药物。除了止血药以外,还可根据需要使用生长抑素。

【手术指征】　经上述多种方法治疗后 12 个小时内不能止血者,或止血后又反复出血,内镜检查发现溃疡底有暴露大血管出血或较为严重的动脉出血,可考虑行外科手术治疗。

3. 穿孔　随着内镜技术的发展,穿孔发生率有下降趋势,目前约为 0.3‰。

发生穿孔的高危因素有:病变位于胃体中、上部,合并溃疡形成及肿瘤直径≥3mm。

(1) 术中穿孔

【诊断】　当发生术中穿孔时,内镜下直观表现为胃壁塌陷,黏膜皱襞皱缩,内镜下充气无法将胃壁充开,当发生此类情况时应当高度怀疑术中穿孔。详细检查手术创面有无瘘口,观察是否有皮下气肿出现。如内镜下能够观察到胃壁外大网膜或胃壁外脏器则可更加肯定穿孔的发生。有条件者可拍摄患者左侧卧位 X 片,观察是否有腹部游离气体出现以便及时确诊。

【治疗】　以内镜下处理为主。发现术中穿孔后,应立即充分吸引胃腔内气体,并以止血夹封闭穿孔,当穿孔较大时可利用大网膜将其封闭。由于术前患者大多禁食或进行过肠道准备,穿孔所致的腹膜炎体征往往较轻,金属夹缝合穿孔后气腹可以很快得到控制,保守治疗一般均能成功。

【术后治疗】　①监测血压、血氧饱和度和心电图等重要生命体征;②术后持续胃肠减压;③严重穿孔气腹可能导致腹腔间隔室综合征(ACS),从而引起呼吸功能受损或休克等,因此当腹腔内高压时,应使用 14G 穿刺针在腹部 B 超引导下行腹腔穿刺抽气减压;④由于术前禁食及胃酸的抗菌作用,胃腔内相对为无菌状态,因此在穿孔封闭后,只需预防性静脉使用抗生素 2 天。

(2) 术后迟发性穿孔

【诊断】　ESD 术后迟发性穿孔更为少见。溃疡穿孔根据其临床表现可分为 3 种类型,即急性、亚急性和慢性。穿孔的类型主要取决于切除病变部位。如胃的前壁或上下缘的溃疡,容易产生急性穿孔;位于胃后壁的溃疡,由于紧贴邻近器官,易受粘连限制往往产生慢性穿孔。急性穿孔可表现为较典型的穿孔症状,穿孔前溃疡症状常有加重,突发上腹部剧烈持续的疼痛,并迅速蔓延至全腹,可伴有恶心呕吐或合并有休克症状;腹肌紧张强直呈板样硬(但老年人腹肌松弛,故肌强直不明显),有明显压痛及反跳痛;肝浊音区缩小或消失;肠鸣音减弱或消失;直肠指诊检查右侧有压痛。慢性穿孔则上述症状表现不典型。实验室检查:血液白细胞总数及中性粒细胞计数增高。辅助检查:X 线检查膈下有游离气体存在,B 超及腹膜腔穿刺可发现腹腔积液,即可明确诊断。

【处理】　术后迟发性穿孔往往是微小穿孔,极少出现大的穿孔,主要仍以内科保守治疗为主,措施为:①监测血压、血氧饱和度和心电图等重要生命体征;②持续胃肠减压、禁食、半卧位,直至肛门排气,肠鸣音恢复,腹膜炎体征明显减轻为止;③抑制胃酸分泌药物的应用;④维持水电解质平衡及静脉高营养;⑤应用抗生素进行感染控制;⑥如持续保守治疗不能有效,则可考虑急诊手术治疗。

附 4-3-1　上消化道癌筛查知情同意书

姓名 _____　参加者编码:|　|　|　|　|　|　|　|　|　|　|　|　|　|　|

为提高全民的身体健康水平,做好疾病的早发现、早诊断和早治疗,国家卫健委组织各级卫生部门和医疗机构,对 45~74 岁的人员免费做癌症筛查。

检查和治疗过程

我们邀请年龄在 45~74 岁的当地居民,参加基本信息调查、抽血检查及内镜检查。在行内镜检查时会辅以碘染色,以发现早期病变,并在易发病的部位和疑似病变处取组织做病理学诊断。发现疑似有病变时,将对不同情况给予相应建议。

参加检查和治疗的危险性

抽血和食管镜检查时一般情况下都很安全。但也有个别情况,检查时发生出血和药物反应(如碘过敏)等。对这些情况医生会很好预防,即使发生也会及时处理。但是也有可能情况严重,甚至出现生命危险。如果您想进一步了解情况,请与检查小组的医生联系。

参加检查的好处

如果您参加检查,可全面了解你的身体的健康状况,发现疾病可及时治疗。

保密原则

您的检查结果,依照相关法律会被严密保存,不被公开。我们将储存本项目所取的活检标本,并可能在以后的研究中使用,活检标本上贴有带编码的标签,不会出现您的姓名,您的所有信息将会保密。

自愿原则

检查是完全自愿的,是否参加请您自己决定。您可以拒绝参加,您有权利随时退出检查。如果您有任何问题,可与检查小组人员联系。

自我声明

我已阅读本知情同意书,理解了全部情况。一些问题已同检查小组人员讨论,并得到满意解决,我同意参加此次内镜检查和治疗。

参加者签字_____日期　　　年　　　月　　　日

证人声明

我已经向受检对象宣读和解释以上知情同意书。他/她已理解并同意参加本项目。

证人签字:_____日期　　　年　　　月　　　日

附 4-3-2   上消化道内镜检查记录表

参加者编码：	姓名：

食管及贲门观察记录

部位	距离	点位	病变分类	染色观察	取材部位
	cm~ cm	点~ 点	1. 红区 2. 白区 3. 黏膜增厚和透明度改变 4. 血管网结构改变 5. 糜烂 6. 斑块 7. 粗糙或不规则 8. 结节 9. 肿物 10. 溃疡 11. 狭窄 12. 充血 13. 粗糙 14. 颗粒状	染色后表现： 0. 正常着色 1. 重度不着色 2. 中度不着色 3. 轻度不着色 4. 未染色	请按照取材部位填写顺序号，如：1,2,3……
1. 食管					
2. 食管					
3. 食管					
4. 贲门					
5. 贲门					
其他部位：					

胃的观察与记录

部位	距离	病变分类	染色观察	取材部位
	cm~ cm	1. 肿瘤 2. 息肉 3. 溃疡 4. 充血 5. 花斑 6. 淤点 7. 黏液 8. 水肿 9. 颗粒 10. 结节 11. 血管 12. 糜烂 13. 出血	靛胭脂染色后表现： 0. 正常着色 1. 着色略不均匀,分界模糊 2. 介于 1 和 3 之间 3. 着色不均匀,分界清晰 4. 未染色	填写顺序号，如：1,2,3……
6. 胃底				
7. 胃体前壁				
8. 胃体后壁				
9. 胃体小弯				
10. 胃体大弯				
11. 胃角				
12. 胃窦前壁				
13. 胃窦后壁				
14. 胃窦小弯				
15. 胃窦大弯				
16. 幽门				
其他部位：				

内镜下诊断：_____

诊断医生：_____   诊断日期：

是否需要会诊（复阅）？（否/是）

附 4-3-3 上消化道病理诊断表

参加者编码： 姓名： 诊断日期： 诊断医师：

病理号	标本号	食管活检位置 距离/点位	胃活检部位	固有膜	病理诊断	食管炎诊断依据	胃炎诊断依据					备注
							炎症类型	炎症程度	炎症深度	萎缩	化生	
1		□□~□□ cm □□~□□ 点			□□	□	□	□	□	□	□	
2		□□~□□ cm □□~□□ 点			□□	□	□	□	□	□	□	
3		□□~□□ cm □□~□□ 点			□□	□	□	□	□	□	□	
4		□□~□□ cm □□~□□ 点			□□	□	□	□	□	□	□	
5		□□~□□ cm □□~□□ 点			□□	□	□	□	□	□	□	
6		□□~□□ cm □□~□□ 点			□□	□	□	□	□	□	□	
7		□□~□□ cm □□~□□ 点			□□	□	□	□	□	□	□	
8		□□~□□ cm □□~□□ 点			□□	□	□	□	□	□	□	

填写说明：
1. 本表仅供有病理诊断者填写,每个筛查对象单独填写一页此表;
2. 本表中"参加者编码"与"姓名"必须与上消化道内镜检查记录表中一致;
3. "病理号"为本医院原有标本病理编号;
4. 一行记录中,"食管活检位置"与"胃活检部位"只填一项。"胃活检部位"直接填写文字;
5. "病理诊断"可填写多个编码,编码间以分号间隔;
6. 食管癌前病变指发生在食管的鳞状上皮高级别上皮内瘤变或腺上皮高级别上皮内瘤变;
7. 胃癌前病变指发生在胃部的腺上皮高级别上皮内瘤变;
8. 食管癌指发生在食管的鳞状细胞癌、腺癌或其他恶性肿瘤;
9. 胃癌指发生在胃部的腺癌或其他恶性肿瘤;
10. "鳞状上皮上皮内瘤变"的定义:病理诊断编码为 06/07/08/09;
11. "腺上皮上皮内瘤变"的定义:病理诊断编码为 16/17;
12. "鳞状细胞癌"的定义:病理诊断编码为 10/11;
13. "腺癌"的定义:病理诊断编码为 18/19/20;
14. "其他恶性肿瘤"的定义:病理诊断编码为 21/22(需注明)。

附 4-3-4 上消化道病理诊断表编码说明

1. 病理号:编码同本医院原有标本病理编号。

2. 标本号:为每例检查对象的活检标本顺序号,一人一编,另一检查对象重新开始。例如:检查对象 A 共取活检 5 块,则其标本号依次为 1、2、3、4、5;检查对象 B 开始检查时,B 的标本号从 1 重新编起。

3. 活检位置的记录与内镜检查位置的记录完全一致。

4. 固有膜:0. 无,1. 有。

5. 病理诊断编码

01. 正常鳞状上皮	13. 非萎缩性胃炎
02. 基底细胞增生	14. 萎缩性胃炎
03. 轻度食管炎	15. 不确定的腺上皮上皮内瘤变
04. 中度食管炎	16. 腺上皮低级别上皮内瘤变
05. 重度食管炎	17. 腺上皮高级别上皮内瘤变
06. 鳞状上皮低级别上皮内瘤变	18. 腺上皮黏膜内腺癌
07. 鳞状上皮高级别上皮内瘤变	19. 浸润性腺癌
08. 鳞状上皮上皮内瘤变不能分类(NOS)	20. 腺癌不能分类(NOS)
09. 鳞状上皮高级别上皮内瘤变可疑浸润	21. 腺鳞癌
10. 黏膜内鳞状细胞癌	22. 其他
11. 浸润性鳞状细胞癌	99. 不足以作诊断
12. 正常腺上皮	

6. 食管炎诊断依据

1. 乳头高度占上皮层厚度 2/3 以上	2. 基底细胞层占上皮层厚度 15% 以上
3. 上皮内中性粒细胞浸润	4. 上皮内嗜酸性细胞浸润
5. 上皮内局灶性淋巴细胞浸润	6. 固有层内中性粒细胞浸润
7. 固有层内密集淋巴细胞浸润	8. 上皮内弥漫性淋巴细胞浸润

7. 胃炎诊断依据

炎症类型:0. 无,1. 慢性,2. 慢性活动性,3. 急性;

炎症程度:0. 无,1. 轻度,2. 重度;

炎症深度:0. 无,1. 浅表层,2. 全层,3. 不确定;

萎缩:0. 无,1. 有;

化生:0. 无,1. 肠上皮化生,2. 假幽门腺化生。

8. 备注:上皮内瘤变等同于原来所称的异型增生;食管癌前病变分两级,按累及层次分为低级别(<1/2)和高级别(>1/2)。

第四节　乳腺癌筛查方案

本方案的要点为:筛查对象是 45~74 岁女性,通过问卷调查作为初筛手段,确定高危人群;对筛选出的高危人群以超声和乳腺 X 线摄影检查为进一步检查方法,进行乳腺癌及癌前病变的筛查。

方案工作目标如下:

1. 完成率=(实际筛查人数/任务数)×100%。

2. 顺应性=(目标人群中实际评估或筛查人数/当年目标人群数)×100%。

3. 早诊率=(早期乳腺癌患者数/乳腺癌患者数)×100%。

4. 治疗率=(实际治疗人数/应治疗人数)×100%。

5. 随访率=(实际随访人数/应随访人数)×100%。

一、筛查人群

45~74岁的普通女性,个体应同时满足:具有完全行为能力、无乳腺癌病史。诊断过乳腺癌,患有严重心、脑、肺疾病或肾功能障碍者应排除。此外,筛查对象纳入标准尽量限定在当地户籍人口,以提高管理效能和随访依从性。

如资源有限,可集中乳腺癌高危人群给予筛查。高危人群主要界定参考条件如下:①月经初潮年龄≤12岁;②绝经年龄≥55岁;③有乳腺活检史或乳腺良性疾病手术史;④一级亲属有乳腺癌病史,或二级亲属50岁前患乳腺癌人数为2人及以上或患卵巢癌人数为2人及以上;⑤使用雌孕激素联合的激素替代疗法治疗半年或以上;⑥无哺乳史或哺乳时间短于4个月;⑦无活产史(含从未生育、流产、死胎)或初次活产年龄≥30岁;⑧仅使用雌激素的激素替代疗法治疗半年或以上。

二、知情同意

工作人员向筛查对象宣讲介绍筛查目的、意义、筛查过程、可能的获益和风险、费用问题、信息安全等,具体知情同意书涵盖内容示范见附4-4-1(乳腺癌筛查知情同意书)。个体知情并自愿签署知情同意书后,方可开始后续筛查流程。

三、筛查流程

临床筛查技术主要推荐超声检查结合乳腺X线摄影检查,后者建议同时辅以体格检查。

直接行超声检查和乳腺X线摄影检查串联筛查的流程见图4-4-1,以乳腺癌高危评估进行初始人群分流的筛查流程见图4-4-2。

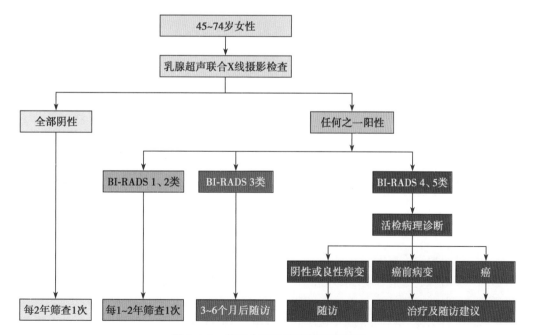

图 4-4-1 普通人群乳腺癌筛查流程图

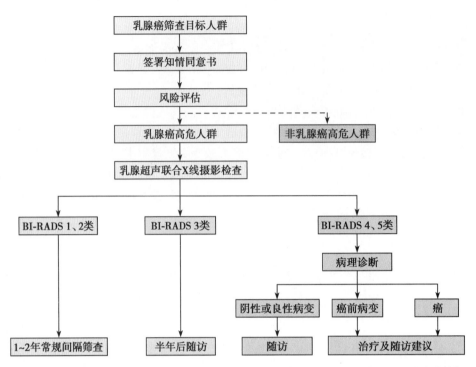

图 4-4-2　基于高危人群评估的乳腺癌筛查流程图（摘自《城市癌症早诊早治项目技术方案》）

四、筛查技术说明

（一）乳腺超声检查

1. 人员要求　阳性病例复查制度。初查由获得彩超大型仪器上岗证超声且专业工作满 5 年或高年主治医师（满 3 年）进行，如果遇到阳性病例需副主任及以上职称医生复审。

2. 设备要求　彩色超声诊断仪（高频线阵探头）。

3. 成像操作步骤　检查时，受检者取仰卧位或侧卧位，抬高上臂，充分暴露乳房及腋窝。以乳头为中心采用放射状和十字交叉法对乳腺每个象限进行扫查。每一次扫查都应达到乳腺周围脂肪组织为止，在乳头外上方及上方观察乳腺实质的结构；再以乳头为中心，沿乳腺导管作长轴扫查，观察乳腺导管的分布、形态及回声；在乳头的外上象限导管横断面测量乳腺实质的最大厚径，测量乳腺皮下乳腺组织的最大厚径，计算比值；保留乳腺外上象限最大厚径及乳腺实质最大厚径的切面图，保留乳腺外上象限沿导管长轴扫查的切面图；如沿导管长轴扫查，在一张声像图上不能包括自乳头至外缘的全部乳腺导管，需分段留取两张声像图。

乳头的外上象限乳腺实质与乳腺组织厚径的比值<1/3，定义为脂肪型乳腺；比值≥1/3，定义为致密型乳腺；依据乳腺实质内导管、纤维结缔组织的构成比例，将致密型乳腺分为腺体型、腺纤维型、纤维型乳腺。腺体型乳腺：导管横断面扫查，乳腺实质呈蜂窝状，乳腺实质以导管及腺体样为主；沿导管长轴扫查，乳导管丰富、走行自然，乳导管样结构延伸至乳腺实质的边缘。腺纤维型乳腺：导管横断面扫查，乳腺实质呈蜂窝状，乳腺实质以导管为主，纤维结缔组织为辅；沿导管长轴扫查，边缘小导管趋于闭合，呈较致密的中高回声，可伴有少许管

道样低回声。纤维型乳腺:乳腺实质以纤维结缔组织为主,导管为辅,导管数目明显减少,导管横断面及沿导管长轴扫查均呈致密的中高回声。脂肪型乳腺:乳腺实质明显变薄,以纤维结缔组织为主,乳导管结构不清。

以腋窝顶为中心全面扫查腋窝并包括乳腺尾部区域,采取连续、系统性扫查,避免遗漏某些区域或病灶。发现病灶后,首先使用二维超声多切面仔细观察并记录病灶位置、数量、大小、边界、内部回声情况;其次使用彩色多普勒超声观察并记录病灶内部及周边血流情况、动脉血流速度和阻力指数。

4. 诊断报告 填写乳腺超声筛查记录表(附4-4-2)。

(二) 乳腺 X 线摄影

1. 人员要求 乳腺 X 线摄影技师要求经过相关专业技术培训或取得乳腺 X 线摄影技师上岗证,并具有 2 年以上乳腺 X 线摄影工作经验,最好相对固定从事乳腺 X 线摄影工作。影像诊断执业医师要求具有 5 年以上乳腺 X 线摄影诊断工作经验;采取双阅片诊断,其中一名应为 3 年以上主治医师(或高级职称)。

2. 设备要求 乳腺 X 线摄影机(有诊疗许可证,效验合格),焦点尺寸≤0.3mm,钼靶等具有自动曝光控制功能。成像系统为高分辨数字采集成像系统(50 微米像素 CR/低于 70 微米像素 DR+乳腺 X 线摄影专用激光打印系统),或高对比屏/片+自动洗片机成像系统。可调亮度、带遮幅装置的高亮度观片灯(最高亮度不低于 3 000cd/m^2),CR/DR 软阅读/3-5M 竖屏。必备成像质控仪表包括成像质量检测乳腺模体,黑白光密度计,21 级铝梯(屏/片+自动洗片机系统用)。

3. 成像操作步骤 受检者体位常规采用立位或坐位投照。投照位置要求常规摄片体位为双侧内外斜位(MLO)+头尾位(CC),共四张片。内外斜位是最常用的投照体位,此投照位所暴露出的乳腺组织最多。内外斜位投照时,将胶片置于乳房的外下方,X 射线束自乳房的内上方以 45°向外下方投射。头尾位,亦称上下位,将 X 射线胶片置于托板内,欲投照的乳房置于托板上,身体尽量前靠,X 射线束自上向下投射。在乳房 X 线摄影时,必须用压迫板对乳房施加压力,使乳房厚度均匀一致后再行曝光。此外,传统乳腺 X 线摄影采用乳腺专用单面药膜 X 线胶片和与之相匹配的专用单面增感屏、专用暗盒;冲洗胶片采用乳腺专用的洗片机;数字化乳腺 X 线摄影采用激光相机打印胶片。

4. 诊断报告 推荐采用美国放射学会(American College of Radiology,ACR)制定并为国际广泛采用的乳腺影像报告及数据系统(Breast Imaging Reporting and Data System,BI-RADS)对影像诊断结果进行记录、分析。采用双阅片诊断。乳腺 X 线摄影筛查记录表见附4-4-3。

五、治疗及随访建议

BI-RADS 1、2 类:无需特殊处理,继续常规间隔筛查。

BI-RADS 3 类:建议在此后 6 个月时对病灶侧乳腺进行乳腺 X 线摄影复查,第 12 个月与 24 个月时对双侧乳腺进行乳腺 X 线摄影复查,如果病灶保持稳定,则可继续随诊;若随诊过程中病灶有进展,应考虑活检。

BI-RADS 4、5 类:应取活检、行病理诊断,各级病变的处理原则可参考相应临床诊治规范。

筛查单位应尽可能提高治疗率。在病理诊断后首次与应治疗患者接触时,应向其仔细解释治疗建议及治疗的好处和不治疗的后果,并再次确认患者电话、住址及联系人,以便日后直接联系。当患者在承诺接受治疗期内未接受治疗时,应主动联系患者,再次向其解释和劝导,如患者仍然拒绝治疗,应与患者签署拒绝治疗知情同意书。

六、质量控制

影像质量控制的目的是在确保降低辐射风险的同时,获取高质量的乳腺 X 线摄影。乳腺 X 线摄影是一种有损伤的检查,乳腺是辐射高感受性组织。为了最大限度降低辐射损伤风险,确保筛查实践的安全、有效,必须认真实施科学的影像质量控制程序。实施乳腺 X 线摄影质控依据是:中华人民共和国国家卫生行业标准 WS 518—2017《乳腺 X 射线屏片摄影系统质量控制检测规范》、WS 530—2017《乳腺计算机 X 射线摄影系统质量控制检测规范》和 WS 522—2017《乳腺数字 X 射线摄影系统质量控制检测规范》。

使用中乳腺 X 线摄影设备,应每年由有资质的部门按行业标准进行状态检测,并取得合格证。硬拷贝成像相机、自动洗片机、增感屏、胶片和数字图像软阅读及阅读环境,应按相关程序进行质量管理。项目管理团队可对乳腺 X 线摄影设备质量、数字图像软阅读及环境、图像介质质量收集质量合格文件,并指导和抽查设备类质量控制行为。建议项目专家对上传的乳腺癌阳性病例影像采取 100% 复阅,对阴性病例采取 1% 抽检(包括 X 线摄影和超声)。

七、筛查影像信息存储

乳腺癌筛查相关记录表和检查图像应按筛查组织机构的要求,及时录入和上报指定数据库系统,同时所有现场图像建议以硬盘或光盘保存备份。

超声图像记录要求:保留乳腺外上象限最大厚径及乳腺实质最大厚径的切面图,保留乳腺外上象限沿导管长轴扫查的切面图;如沿导管长轴扫查,在一张声像图上不能包括自乳头至外缘的全部乳腺导管,需分段留取两张声像图,一侧三张图,双侧共六张图。病灶横断面及纵断面最大切面图像;内部异常回声图像(如钙化及液化坏死区),结节与正常乳腺组织、与胸壁及皮肤关系图像,淋巴结与腋静脉及腋动脉关系;彩色多普勒血流图像(内部及周边)。采集完图像后以 DICOM 和 JPG 格式上报。

乳腺 X 线摄影记录要求:图像可直接用 DICOM 格式存储,用移动硬盘或光盘刻录备份;检查单位可采用工作站存储、光盘刻录等方式保存图像;影像评估为 1~2 级者,可不打印胶片,影像评估为 0 及 3~5 级者在数字图像存储的同时,需打印胶片。

乳腺 X 线摄影屏片系统:需将胶片经高质量扫描仪转换成 JPG 图像备份或上传。

八、诊断和治疗原则

病理学诊断是影像学筛查阳性结果之后,乳腺癌确诊和治疗的依据。进行病理学诊断时,临床医师需提供完整、确切的临床情况,以及合格、足量、完整的组织标本。乳腺癌应采用综合治疗的原则,根据癌症的生物学行为、结合标志物检测结果和患者身体状况,联合运用多种治疗手段,兼顾局部治疗和全身治疗,以期提高疗效和改善患者的生活质量。更多诊断和治疗信息见国家卫生与健康委员会《乳腺癌诊疗规范(2018 年版)》。

附 4-4-1　乳腺癌筛查知情同意书

2015 年,我国乳腺癌发病位居女性癌症首位,死亡率居第二位。发病例数约为 30.4 万例,死亡例数约 7.0 万例。我国 2012—2015 年的乳腺癌患者 5 年生存率为 82.0%(Ⅰ期可达 90%以上),因此开展筛查,早期发现病变并行及时治疗,是提高乳腺癌预后、降低乳腺癌死亡率的重要措施。本项目采用国内外公认且较成熟的乳腺筛查方法,具体如下。

一、检查过程

将由专业医师为您进行乳腺临床检查、乳腺 X 线摄影和 B 超检查。

二、注意事项

尽管放射检查对于人体可能有一定影响,但一次检查剂量不会对被检查者今后产生不良伤害。另外,做乳腺 X 线摄影检查时因要夹紧乳腺,所以可能感觉有些不适,无其他痛苦。目前的筛查方法虽然可以发现临床上尚无肿块的早期病变,但作为一种检查方法,仍然存在假阳性或假阴性的可能。

三、检查费用

本次检查是政府为保护广大妇女健康所开展的项目,根据个人不同情况进行乳腺临床检查、B 超检查和乳腺 X 线摄影检查,完全免费。如果发现异常需要进一步做诊断和临床治疗,我们将会建议您转诊到属地医疗机构。

四、信息保密

本次检查结果将被保密存放,而且您的个人信息不会在任何书面或口头报告中被提及。由于研究需要,研究者可能会回顾您的医疗记录并将所有信息保密。

五、自愿原则

本次筛查系自愿性质,您在任何时间都有退出的权利。如果您对本筛查有任何疑问,可以与_____单位_____医生联系。电话:_____。

六、自我声明

我已充分理解了这份知情同意书,我同意参加这次筛查。

参加者签字:　　　　　　　　日期:

七、证人声明

我已向受检对象宣读和解释了这份知情同意书。她已经理解并同意参加本项目。

证人签字:　　　　　　　　日期:

附 4-4-2　乳腺超声筛查记录表

参加者编码:　　　　　　筛查单位名称:	
姓名:　　年龄:　　　身份证号:　　　　　　　地址:	
电话:　　　　　检查日期:　　年　月　日　　检查技师:	
1. 双侧乳腺声像发现	
腺体形态:对称[ ]　不对称[ ]　　　　腺体结构:紊乱[ ]　清晰[ ]	
左乳: 乳腺实质厚度:_____ cm 乳腺厚度:_____ cm 比值:≤1/3[ ]　　>1/3[ ]	右乳: 乳腺实质厚度:_____ cm 乳腺厚度:_____ cm 比值:≤1/3[ ]　　>1/3[ ]

2. 占位

　　未探及［　］（如果未探及占位,直接跳至"3. 腋下肿大淋巴结"部分）

　　探及［　］　　　探及占位个数［　］　　　左个数［　］　　　右个数［　］

　　除恶性病变可以填 3 个占位外,3 个占位中每类占位最多填写一个,占位类别参考后面"超声诊断"部分

占位 1	占位 2	占位 3
位置:左［　］　　　右［　］	位置:左［　］　　　右［　］	位置:左［　］　　　右［　］
外上象限［　］点、内上象限［　］点	外上象限［　］点、内上象限［　］点	外上象限［　］点、内上象限［　］点
外下象限［　］点、内下象限［　］点	外下象限［　］点、内下象限［　］点	外下象限［　］点、内下象限［　］点
距乳头［　］cm	距乳头［　］cm	距乳头［　］cm
与胸大肌关系:清［　］　不清［　］	与胸大肌关系:清［　］　不清［　］	与胸大肌关系:清［　］　不清［　］
与皮肤关系:清［　］　不清［　］	与皮肤关系:清［　］　不清［　］	与皮肤关系:清［　］　不清［　］
大小:_____cm×_____cm	大小:_____cm×_____cm	大小:_____cm×_____cm
形态:类圆形［　］　不规则［　］	形态:类圆形［　］　不规则［　］	形态:类圆形［　］　不规则［　］
边界:清［　］　不清［　］	边界:清［　］　不清［　］	边界:清［　］　不清［　］
内回声:无［　］　低［　］　中［　］　高［　］　均匀［　］　欠均匀［　］　不均匀［　］	内回声:无［　］　低［　］　中［　］　高［　］　均匀［　］　欠均匀［　］　不均匀［　］	内回声:无［　］　低［　］　中［　］　高［　］　均匀［　］　欠均匀［　］　不均匀［　］
强回声光点:探及［　］　未探及［　］	强回声光点:探及［　］　未探及［　］	强回声光点:探及［　］　未探及［　］
强回声光团:探及［　］　未探及［　］	强回声光团:探及［　］　未探及［　］	强回声光团:探及［　］　未探及［　］
无回声区:探及［　］　未探及［　］	无回声区:探及［　］　未探及［　］	无回声区:探及［　］　未探及［　］
结节或肿物后方回声: 未见改变［　］　衰减［　］　增强［　］	结节或肿物后方回声: 未见改变［　］　衰减［　］　增强［　］	结节或肿物后方回声: 未见改变［　］　衰减［　］　增强［　］
侧方声影:无［　］　有［　］	侧方声影:无［　］　有［　］	侧方声影:无［　］　有［　］
CDFI 血流:	CDFI 血流:	CDFI 血流:
血流信号:无［　］　有［　］	血流信号:无［　］　有［　］	血流信号:无［　］　有［　］
若有:丰富［　］　不丰富［　］	若有:丰富［　］　不丰富［　］	若有:丰富［　］　不丰富［　］
RI =	RI =	RI =

3. 腋下肿大淋巴结

　　未探及［　］　探及［　］（个数［　］　左个数［　］　右个数［　］　最大_____cm×_____cm）

　　淋巴结门:无［　］　有［　］（偏心［　］　　　正常［　］）

CDFI 血流:血流信号 无[ ]　　有[ ]　　（丰富[ ]　　不丰富[ ]　　树枝状[ ]　　杂乱[ ]）　　RI =_____
4. 乳腺分型与超声诊断 　乳腺分型:腺体型[ ]　腺纤维型[ ]　纤维型[ ]　脂肪型[ ] 　超声诊断+BI-RADS 分类诊断,提示:
a. 超声诊断(请填写占位编码:1、2、3) 　1. 囊肿 [ ]　2. 腺病[ ]　3. 纤维腺瘤[ ]　4. 乳导管扩张[ ](若乳导管扩张无占位,为_____ mm) 　5. 良性病变[ ]　6. 良性病变可能大[ ]　7. 不除外恶性病变[ ]　8. 恶性病变(可多填)[ ] [ ] [ ] 　9. 乳腺占位性病变[ ]　10. 淋巴结肿大[ ]　11. 其他:_____
b. BI-RADS 分类诊断 　按 BI-RADS(Breast Imaging Reporting and Data System)分类标准进行分析: 　[ ] 0 类:超声未能完成评价,建议乳腺 X 线摄影或 MRI 检查 　[ ] 1 类:阴性,超声未见异常发现 　[ ] 2 类:考虑良性病变 　[ ] 3 类:可能良性病变,建议 3~6 个月后随访 　[ ] 4 类:可疑恶性病变,但不具备典型的恶性病变超声征象,建议穿刺活检 　[ ] 5 类:高度提示恶性病变,有典型的恶性病变超声征象 　若为 2 类以上,其位置为:[ ]占位 1,[ ]占位 2,[ ]占位 3
5. 是否需要上一级医疗机构会诊复阅?　　否[ ]　　是[ ]

附 4-4-3　乳腺 X 线摄影筛查记录表

参加者编码:　　　　　　　　筛查单位名称:	
姓名:　　　年龄:　　　　身份证号:　　　　　　　　　　地址:	
电话:　　　　　　检查日期:　　年　　月　　日　　投照技师:	
X 线检查体位 标准投照(MLO+CC) 数字化摄影　□左乳　□右乳　□双乳 屏胶系统　□左乳　□右乳　□双乳 附加体位投照　□左乳　□右乳　□双乳	**检查适应证** □无症状及体征,45 岁以上 □超声可疑发现(□左乳　□右乳　□双乳)
影像评估时是否结合既往乳腺影像资料(胶片,报告) □否 □是,距离时间:□6 个月~1 年　□1~2 年 □2 年以上	**乳腺实质 BI-RADS 类型** □脂肪为主型 □散在纤维腺体型 □不均匀致密型,可能掩盖小肿块 □致密型,降低乳腺摄影的敏感性

续表

左乳影像发现：	右乳影像发现
□无异常所见	□无异常所见
□肿块	□肿块
a. 形态：□卵圆形　□圆形　□不规则形	a. 形态：□卵圆形　□圆形　□不规则形

b. 边缘：□清晰　□遮蔽状　□微小分叶
    □浸润　□毛刺
	b. 边缘：□清晰　□遮蔽状　□微小分叶
	    □浸润　□毛刺

c. 密度：□高密度　□等密度　□低密度
    □含脂肪密度
	c. 密度：□高密度　□等密度　□低密度
	    □含脂肪密度

d. 最大径：□≤1cm　□>1cm,但≤2cm
    □>2cm,但≤5cm　□>5cm
	d. 最大径：□≤1cm　□>1cm,但≤2cm
	    □>2cm,但≤5cm　□>5cm

e. 象限：□外上　□外下　□内上　□内下
    □乳晕下　□中央区　□腋尾部
	e. 象限：□外上　□外下　□内上　□内下
	    □乳晕下　□中央区　□腋尾部

f. 钟点：	f. 钟点：
g. 深度：□前部　□中部　□后部	g. 深度：□前部　□中部　□后部
h. 距乳头距离：　　cm	h. 距乳头距离：　　cm
□钙化	□钙化

□典型良性钙化：□皮肤　□血管　□粗大或
  爆米花样　□大杆状　□圆形　□环形
	□典型良性钙化：□皮肤　□血管　□粗大或爆
	  米花样　□大杆状　□圆形　□环形　□其

□其他:营养不良性、钙乳、缝线	他:营养不良性、钙乳、缝线
□可疑钙化：	□可疑钙化：

a. 形态：□不定形　□粗大不均质　□细小多
  形性　□细小线样/细线分支状
	a. 形态：□不定形　□粗大不均质　□细小多形
	  性　□细小线样/细线分支状

b. 分布：□弥漫　□区域　□簇群　□线样
    □段样
	b. 分布：□弥漫　□区域　□簇群　□线样
	    □段样

c. 象限：□外上　□外下　□内上　□内下
    □乳晕下　□中央区　□腋尾部
	c. 象限：□外上　□外下　□内上　□内下
	    □乳晕下　□中央区　□腋尾部

d. 钟点：	d. 钟点：
e. 深度：□前部　□中部　□后部	e. 深度：□前部　□中部　□后部
f. 距乳头距离：　　cm	f. 距乳头距离：　　cm
□结构扭曲	□结构扭曲

a. 象限：□外上　□外下　□内上　□内下
    □乳晕下　□中央区　□腋尾部
	a. 象限：□外上　□外下　□内上　□内下
	    □乳晕下　□中央区　□腋尾部

b. 钟点：	b. 钟点：
c. 深度：□前部　□中部　□后部	c. 深度：□前部　□中部　□后部
d. 距乳头距离：　　cm	d. 距乳头距离：　　cm
□局灶性不对称致密	□局灶性不对称致密

a. 象限：□外上　□外下　□内上　□内下
    □乳晕下　□中央区　□腋尾部
	a. 象限：□外上　□外下　□内上　□内下
	    □乳晕下　□中央区　□腋尾部

b. 钟点：	b. 钟点：
c. 深度：□前部　□中部　□后部	c. 深度：□前部　□中部　□后部
d. 距乳头距离：　　cm	d. 距乳头距离：　　cm
□乳头凹陷	□乳头凹陷
□皮肤增厚/凹陷	□皮肤增厚/凹陷
□腋窝淋巴结肿大	□腋窝淋巴结肿大
其他：	其他：

续表

影像评估结果:BI-RADS 分类	左乳	右乳	双乳
0 类:需要进一步影像学评估	□	□	□
1 类:阴性,无异常所见	□	□	□
2 类:典型良性发现	□	□	□
3 类:良性可能大	□	□	□
4 类:可疑恶性			
4A　　　低度疑似恶性	□	□	□
4B　　　中度疑似恶性	□	□	□
4C　　　高度疑似恶性	□	□	□
5 类:高度提示恶性	□	□	□
处理建议	左乳	右乳	双乳
0 类:既往片比较、进一步检查	□	□	□
1~2 类:常规筛查间隔 X 线检查	□	□	□
3 类:短期复查(6 个月)	□	□	□
4 类:(4A、4B、4C)考虑活检	□	□	□
5 类:活检及外科就诊	□	□	□
其他			

诊断医师:＿＿＿＿＿＿＿＿　　　　审核医师:＿＿＿＿＿

随诊信息(可在随诊期间补充填写)
病理结果:□无　　　　□有
影像随诊:□无　　　　□有
复查:间隔时间　□6 个月　□1 年　□2 年
病变变化　□不变　□增大　□缩小　□消失
是否需要上一级医疗机构会诊(复阅)?　否□　　　是□

填表说明:请逐项填写,在适宜的选项框中画"√",具体问题说明如下。

1. 异常征象　包括肿块、钙化、结构扭曲、不对称、乳房内淋巴结、皮肤病变、孤立扩张的导管及其他伴随征象。

2. 肿块　在两个不同投照位置均可见的占位性病变。需描述肿块大小、形状、边缘、密度。

3. 边缘　①清晰:至少 75% 的肿块边界与周围正常组织分界清晰、锐利,其余部分边缘可被周围腺体遮盖,但无浸润或毛刺征象;若任何边缘有浸润或毛刺的肿块,应判断为下述④或⑤。②微小分叶:边缘呈小波浪状改变。③遮蔽:肿块被重叠或邻近的正常组织遮盖,无法对其进一步判断,阅片医师认为这个肿块的边界是清晰的,只是被周围腺体遮盖。④浸润:病灶本身向周围浸润而引起的边界不规则,而不是由于周围腺体遮盖所致。⑤毛刺:从肿块边缘发出的放射状线影。

4. 密度　与肿块周围相同体积的乳腺组织相比较,可分为:高密度、等密度、低密度(不含脂肪)、含脂肪密度。

5. 形态　①典型良性钙化:包括皮肤钙化、血管钙化、粗大或爆米花样钙化、大杆状钙化、圆形钙化、环形钙化、营养不良性钙化、钙乳的钙化、缝线样钙化等;②可疑形态钙化:包括不定形或模糊不清的钙化、粗大不均质钙化、细小多形性钙化(直径常小于 0.5mm)、细线样或细线分支样钙化;后者常提示被乳腺癌侵犯的导管腔内钙化。

6. 分布　典型良性钙化不用描述其分布,可疑钙化要描述其分布。①弥漫分布;②区域性分布:较大范围内分布的钙化,不符合导管分布,常>2cm^2,这种钙化分布的性质需结合形态综合考虑;③簇群分布:至少 5 个钙化灶集聚成簇(<2cm^2);④线样分布:钙化排列成线状,提示位于导管内;⑤段样分布:常提示病变来源于一个导管及其分支。

7. 结构扭曲　是指正常结构被扭曲但无明确的肿块可见,包括从一点发出的放射状影和局灶性收缩,或者在实质的边缘扭曲。

8. 不对称　包括仅一个体位可见的不对称、整体性不对称、局灶性不对称及进行性不对称。

9. 伴随征象　常与肿块或钙化征象合并,或为不伴有其他异常征象的唯一所见。包括:皮肤凹陷、乳头凹陷、皮肤增厚、小梁增粗、腋淋巴结肿大、结构扭曲和钙化。

10. 病灶部位　①部位:先注明左侧、右侧;②象限及钟面标明。外上象限、内上象限、外下象限、内下象限、乳晕下、中央区、腋尾;③深度:自乳头向后,用前、中、后 1/3 描述深度;④注明病灶距乳头的距离。

11. 诊断评估结果(BI-RADS 分类)

(1) BI-RADS 0 类:现有影像未能完成评价,需要增加其他影像检查,包括加压点片、加压放大、加拍其他体位,或行超声检查。

(2) BI-RADS 1 类:正常,乳腺 X 线摄片无异常发现,恶性可能性 0%。

(3) BI-RADS 2 类:良性发现,存在明确的良性改变,无恶性征象,恶性可能性 0%。

(4) BI-RADS 3 类:良性可能大的病灶,恶性可能性 ≤2%。

(5) BI-RADS 4 类:可疑恶性的病灶,但不具备典型的恶性征象,恶性可能性>2% 但<95%。

(6) BI-RADS 4A 类:低度疑似恶性,恶性可能性>2% 但 ≤10%。

(7) BI-RADS 4B 类:中度疑似恶性,恶性可能性>10% 但 ≤50%。

(8) BI-RADS 4C 类:高度疑似恶性,恶性可能性>50% 但<95%。

(9) BI-RADS 5 类:高度提示恶性的病灶,有典型乳腺癌的影像学特征,恶性可能性 ≥95%。

第五节 肝癌筛查方案

全球肝癌新发病例 84.1 万例,位居恶性肿瘤发病谱的第 6 位,其中我国新发病例数占全球肝癌发病的 46.6%。全球肝癌死亡病例约 78.1 万例,位居恶性肿瘤死亡谱的第 4 位,全球 47.1% 的死亡病例发生在中国。在我国,肝癌是死亡率仅次于肺癌、胃癌的第三大常见恶性肿瘤,我国肝癌新发病例占全球的 55%,2016 年我国肝癌所致伤残调整生命年为 1 153.9 万人年,位居全部恶性肿瘤第 2 位,占全球比例高达 54.6%。因为肝癌的初期症状并不明显,往往临床患者就诊时病期较晚,已经失去最佳的治疗机会。因此要做到肝癌的早期发现、早期诊断、早期治疗才能从整体上改善肝癌患者的预后和生存期。国家卫生健康委员会组织各级卫生部门和医疗机构,对我国城市肝癌高危人群做癌症筛查。肝癌筛查在项目点的 45~74 岁的高危人群中进行,联合应用 AFP 和腹部 B 超筛查,根据结果分类进行追踪观察和转诊。

一、筛查人群

筛查人群为 45~74 岁,经高危人群评估模型筛查出的肝癌高风险人群,无严重心、脑、肺、肾功能障碍或精神疾患,自愿参加并且能接受检查。

二、知情同意

所有筛查对象都必须签署知情同意书。由专人向筛查对象宣讲筛查目的、意义以及参加筛查的获益和可能的危险,告知知情同意书内容。在自愿原则下签署肝癌高风险人群检查知情同意书(附 4-5-1)。

三、筛查流程

确定高风险人群,动员被筛查者,并填写筛查人员名单和基本信息。与筛查医院协调确定检查时间,将筛查人群安排到指定的检查地点进行癌症筛查。

所有参加筛查的群众都必须参加知情同意程序,最后在自愿的原则下签署知情同意书。无论初次参加筛查,还是随访,都应签署知情同意书。

签署知情同意书之后,抽血检测 AFP,并做腹部超声检查。根据 AFP 检测结果以及超声结果综合进行诊断和复查方案的确定。所有高风险人群均进行 AFP 检测以及腹部超声检测。筛查流程示意图(图 4-5-1)如下:

四、筛查技术说明

(一) AFP 检测

AFP 是胚胎血清中的一种主要蛋白,属于肿瘤相关抗原,主要由胎肝合成,出生后水平急剧下降,新生儿在出生后几个月至一年内降至正常水平。正常妊娠中期、畸形妊娠(如无脑儿、脊柱裂)时,孕妇血清 AFP 升高,当患有原发性肝癌、畸胎瘤、生殖系统肿瘤时,血清中 AFP 含量异常升高。目前,检测患者血清 AFP 都是用试剂盒检测。采血前应空腹。AFP 的检测应使用国家批准的试剂盒,正常值以各分中心仪器的参考区间为准。

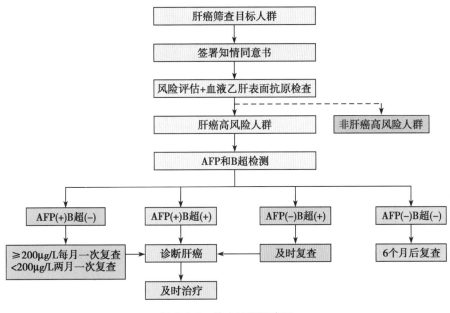

图 4-5-1　筛查流程示意图

（二）超声检查技术要求

1. 超声装置　彩色超声诊断仪（含凸阵和线阵探头）。

2. 超声检查医师资格　初查由获得彩超大型仪器上岗证且从事超声专业工作满 5 年的高年主治医师进行,如果遇到阳性病例需副主任医师以上职称医生复审。

3. 检查前准备　空腹。

4. 检查方法　采取多种体位,肋间、肋下、剑突下连续、系统性扫查,避免遗漏某些区域或病灶。发现病灶后,首先,使用二维超声多切面仔细观察并记录病灶位置、数量、大小、边界、内部回声情况;其次,使用彩色多普勒超声观察并记录病灶内部及周边血流情况、动脉血流速度和阻力指数以及病灶与肝脏血管关系。填写肝癌筛查超声检测记录表。

5. 图像记录要求　记录病灶肋下、肋间、横断面及纵断面最大切面图像;内部异常回声图像,与血管及周围脏器关系图像;彩色多普勒血流图像(内部及周边);其他相关脏器异常回声图像。所有图像现场以硬盘或光盘保存备份。

6. 超声检查的价值　①明确有无肝内占位性病变(可检测 1~2cm 的小肝癌);②提示肝脏占位病变的性质;③明确肝内病变的位置与肝内重要血管的关系;④了解肝内病变的血供关系。

五、标本留取方案

血标本用于 AFP 检测。如标本不能立即检测,置于 2~8℃冰箱中保存;标本检测前从冰箱中取出,恢复至室温后再置入自动进样架中,按机器流程完成操作,打印结果;AFP 的正常值以各中心仪器的参考区间为准,周一至周五每天行室内质控;检测剩余标本按标本处理方案进行分离和保存。

六、处理规范

临床就诊肝癌患者的疗效相对较差,是因为发现病变偏晚。城市医疗机构具备基本的诊治条件,因此需要重视肝癌的早诊早治。治疗原则应该强调实施规范化治疗,为肝癌患者制定最佳的个体化治疗方案。综合多学科各种治疗手段治疗肝癌已成为共识,以外科切除为主的个体化综合治疗模式已得到临床广泛认可和推广。临床治疗可分为手术治疗和非手术治疗两大类。前者包括肝切除术、肝移植术和姑息性切除术;后者包括射频、微波和高强度超声聚焦治疗等各种局部消融术、肝动脉化疗栓塞术、放射治疗、系统化疗、生物治疗、中医中药和分子靶向治疗等。

治疗建议如下:

1. 对 AFP 异常升高者要做出临床定性判断或诊断。

2. 结合 B 超等临床检查,对肝脏占位性病变给予定性判断或诊断。

3. 对明确诊断的病人,应给予最佳治疗建议及实施最适宜的治疗。

4. 对于所有发现的肝癌病人临床随访,进行生存期(生存率)分析。

5. 对不能给予明确诊断的早诊异常者或疑似病人,复查或随访。

6. 诊断明确的小肝癌、I 期肝癌、亚临床肝癌通常皆称之为早期肝癌。早期肝癌的治疗是以手术切除为首选,只要具有手术指征,都应积极进行手术治疗。

7. 对不适合作手术切除的病人,可采用肝动脉栓塞疗法(transcatheter arterial chemoembolization,TAE/TACE)、瘤内无水酒精注射(percutaneous ethanol injection,PEI)等介入疗法、RFA、放射治疗、高功率超声聚焦(high intensity focused ultrasound,HIFU)等综合的治疗方法。

七、阳性结果处理

(一) 筛查诊断为肝癌患者的临床治疗原则

肝癌的治疗主要分为手术治疗和非手术治疗。确诊为肝癌后,应根据肿瘤的大小和部位、病人的机体状况以及肝功能情况,有计划地、合理地应用现有的治疗手段,实现早期治疗、提高肿瘤根治率,延长患者生存时间、改善患者生存质量。

1. 手术治疗

(1) 手术治疗原则:肝癌的手术治疗包括肝切除和肝移植。其治疗原则为①彻底性:完整切除肿瘤、切缘无残留肿瘤;②安全性:最大限度保留正常肝组织,降低手术死亡率及手术并发症。在术前应对肝功能储备(肝脏储备功能)进行评价。

(2) 肝切除手术适应证:①患者的一般情况良好,无明显心、肺、肾等重要脏器器质性病变;②肝功能正常,或仅有轻度损害(Child-Pugh A 级);或肝功能 Child-Pugh 分级属 B 级,经短期护肝治疗后恢复到 A 级;或肝储备功能(如 ICG-R15)在正常范围以内;③无明确肝外转移性肿瘤;④单发肝癌,表面较光滑,周围界限较清楚或有假包膜形成,受肿瘤破坏的肝组织<30%;或受肿瘤破坏的肝组织>30%,但无瘤侧肝脏明显代偿性增大,达全肝组织的 50% 以上;⑤多发性肿瘤,结节<3 个,且局限在肝脏的一段或一叶内。

(3) 肝切除治疗手术禁忌证:①心肺功能差或合并其他重要器官系统严重疾病,不能耐受手术者;②肝硬化严重,Child-Pugh C 级;③存在肝外转移。

(4) 术后随访:手术治疗后第一次随访为术后 1 个月,此后两年内每 3 个月随访一次,2

年后每半年随访一次,5年后进一步延长为每年一次。随访内容主要包括:肝肾功能、AFP、胸片、腹部B超或CT。

2. 肝癌的非手术治疗　对于无法行手术治疗的患者,可以采用非手术治疗的方式控制肿瘤进展、延长患者生存时间、改善患者生存质量。主要非手术治疗方式有以下几种:

(1) 肝癌的介入治疗

1) 适应证:①手术不能切除的中晚期原发性肝癌患者。②能手术切除,但由于其他原因(例如高龄、严重肝硬化等)不能或不愿进行手术的患者。对于上述患者,介入治疗可以作为非手术治疗中的首选方法。国内临床经验证实,介入治疗对于包膜比较完整的巨块型肝癌、大肝癌最为有效。对于可切除肝癌,影响优先选择外科切除或介入治疗的因素包括:AFP水平、肿瘤病灶是否包膜完整、门静脉有无癌栓等。③可手术切除患者术后预防性治疗。

2) 禁忌证:①肝功能严重障碍,属Child-Pugh C级;②凝血功能严重减退,且无法纠正;③门静脉高压伴逆向血流以及门静脉主干完全阻塞,侧支血管形成少者(若肝功基本正常可采用超选择导管技术对肿瘤靶血管进行分次栓塞);④感染,如肝脓肿;⑤全身已发生广泛转移,估计治疗不能延长患者生存期;⑥全身情况衰竭者;⑦癌肿占全肝70%或以上者(若肝功能基本正常可采用少量碘油分次栓塞)。

3) 随访:随访期通常为介入治疗后35天至3个月,原则上为患者从介入术后恢复算起,至少持续3周以上,视治疗后肿瘤存活情况决定是否继续行介入治疗。疗效判定采用国际通用实体瘤治疗疗效评价标准。

(2) 肝癌的消融治疗:消融治疗主要包括射频消融、微波消融及无水酒精注射。消融的途径可经皮肤入路,也可在腹腔镜手术或开腹手术中应用。影像引导手段主要包括超声和CT。可根据当地医院具体情况选择采用适当的消融方式。

1) 适应证:①肿瘤体积≤5cm,肿瘤数目少于3个;②患者身体情况不能耐受手术或者是拒绝手术者;③严重肝硬化无法耐受手术的小肝癌患者。

2) 禁忌证:①位于肝脏脏面或者肝脏被膜下,其中1/3以上外裸的肿瘤;②肝功能Child-Pugh C级,TNM分期Ⅳ期;③肿瘤过大,需消融范围达1/3肝脏体积者;④近期有食管(胃底)静脉曲张破裂出血;⑤弥漫性肝癌,合并门静脉主干至二级分支或肝静脉癌栓;⑥主要脏器严重的功能衰竭;⑦活动性感染;⑧不可纠正的凝血功能障碍及血象严重异常的血液病;⑨顽固性大量腹水,意识障碍或恶病质;⑩梗阻性黄疸。

3) 随访:要求同手术治疗,即治疗后第一次随访为术后1个月,评价消融效果。如消融完全,此后两年内每3个月随访一次,2年后每半年随访一次,5年后进一步延长为每年一次。随访内容主要包括:肝肾功能、AFP、胸片、腹部B超或CT。

(3) 肝癌的放射治疗:在治疗技术上推荐采用三维适形或调强放射治疗技术。适应证:①不适合手术或不愿接受手术的局限性肝癌;②手术后肿瘤残留;③肝细胞癌伴淋巴结转移;④肝癌远处转移尤其是骨转移的姑息治疗。

(4) 肝癌的系统全身治疗:对于肝功能基本正常或接近正常(Child-Pugh A级或Child-Pugh B级),无外科手术治疗指征者,可行系统全身治疗,包括化疗、分子靶向治疗、中医中药治疗等。如肝细胞肝癌确诊时已伴严重肝功能不全(Child-Pugh C级),支持治疗是常用和唯一的治疗选择。

（二）临床诊断为肝癌癌前疾病的处理原则

1. 硬化结节　为明确诊断建议行肝脏强化 CT 或 MRI,或行肝穿刺活检。如无法明确诊断,可超声密切随访,建议 2~3 个月进行一次随诊。

2. 肝腺瘤　为明确诊断建议行肝脏强化 CT 或 MRI,或行肝穿刺活检。如无法明确诊断,可行手术切除。

3. 不典型增生结节　为明确诊断建议行肝脏强化 CT 或 MRI,或行肝穿刺活检。如无法明确诊断,可超声密切随访,建议 2~3 个月进行一次随诊。

（三）临床筛查后无法明确诊断需随访者

1. 超声未发现占位,AFP 异常但<200μg/L 者,先排除活动性肝炎、生殖系统肿瘤所致的 AFP 阳性;建议进一步进行增强 CT 或 MRI 检查;或者密切随访,每 2 个月复查一次 AFP 及超声。

2. 超声未发现占位,AFP≥200μg/L 者,先排除活动性肝炎、生殖系统肿瘤引起的 AFP 阳性;建议进一步检查增强 CT 或 MRI;或者密切随访,每月复查一次,直至做出肝癌临床诊断或排除。

3. 超声发现肝内病灶而 AFP 正常者应先排除转移瘤;密切随访,每 3 个月复查一次 AFP 及超声;必要时做其他影像学检查或相关实验室检查,以明确诊断。

八、质量控制

肝脏实性占位病变和无法确诊病例的超声影像由专家进行复阅。对阴性病例采取 3% 的比例抽样复查。

附 4-5-1　肝癌筛查知情同意书

为提高全民的身体健康水平,做好疾病的早发现、早诊断和早治疗,积极开展我国城市人群癌症筛查。

检查过程

我们邀请年龄在 45~74 岁的当地男性居民和女性居民中肝癌的高风险人群,前往指定医院做 AFP 检测和腹部 B 超检查。对可疑或确诊病人,将建议其前往医院进一步确诊和治疗。

参加检查的获益和义务

早诊检查结果可以帮助您了解自己的肝脏健康情况。如果您存在特殊情况(怀疑为肝癌或者癌前病变,如肝炎、肝硬化、肝不典型增生结节和肝腺瘤样增生结节等),我们可以帮助您安排其他项目的检查,以便获得早期诊断和治疗。参加检查的人员,有义务依据检查结果提示到相关医疗部门完善后续检查和治疗,并将诊断治疗结果告知我们,并依据我们建议参加定期随诊。经过检查后,凡是怀疑肝脏有可疑病变的患者,检查组医生都会建议您在当地医院进行有针对性的检查或定期复查,以便明确诊断。

参加检查和诊治的风险

早诊中的采血化验在大多数情况下十分安全。当然抽血有些疼,个别情况在采血处会有出血。对上述情况医生将事先做好预防,即使发生也会及时处理。如果您有"晕针"、不适或过敏等,请提前提醒检查组的医生。

另外,目前国际公认有关肝癌筛查方案和早诊早治方案都不能够避免漏诊现象的出现,如果出现漏诊或者是"间隙性肿瘤(由于部分肝脏肿瘤的恶性程度较高,会在两次检查时间段间短期内出现)"可参照"漏诊预警预防机制"处理。而且,由于检测技术的局限性,化验结果可能会存在偏差。

保密原则

您的检查结果会通过正常途径通知您本人或家属,除诊治外,将一律不予公开或用于其他目的。常规检测后血本将被保存,可能用于以后的研究中,您的所有信息将会保密。

自愿原则

检查是完全自愿的,是否参加请您自己决定。您可以拒绝参加,您有权利随时退出检查。如果您有任何问题,可与检查小组人员及时联系。

联系医生:＿＿＿＿＿＿＿＿联系电话:＿＿＿＿＿＿＿＿地址:＿＿＿＿＿＿

自我声明

我已阅读本知情同意书,理解了有关筛查的全部情况。我同意参加此次筛查。

参加人员签字:＿＿＿＿＿＿日期:＿＿＿＿年＿＿＿月＿＿＿日

证人声明

我已经向受检对象宣读和解释了这份知情同意书。他/她已经理解并同意参加本项目。

证人签字:＿＿＿＿＿＿日期:＿＿＿＿年＿＿＿月＿＿＿日

附 4-5-2　肝癌筛查结果记录表

姓名:＿＿＿＿＿性别:＿＿＿＿年龄:＿＿＿＿身份证号:＿＿＿＿＿＿＿＿＿＿

一、血液检查　AFP 检测数值:＿＿＿＿＿　AFP 检测结果:[ ](0＝阴性　1＝阳性　2＝未查)

二、超声检查结果

1. 肝脏形态:规则[ ]　异常[ ]

2. 大小:正常[ ]　增大[ ]　缩小[ ]　左右叶比例失调[ ]

3. 包膜:平[ ]　不平[ ]　锯齿状[ ]

4. 占位:探及[ ]　个数[ ]　未探及[ ]

（除肝癌可以填 3 个占位外,3 个占位中每类占位最多填写一个,占位类别参考后面"提示"部分）

占位 1:　　　　左叶段[ ]　右叶段[ ];类圆形[ ]　不规则[ ];大小:＿＿＿ cm×＿＿＿ cm

边界:　　　　清[ ]　不清[ ];边缘:光滑[ ]　不平[ ]

内回声:　　　无[ ]　低[ ]　中等[ ]　高[ ]　强[ ]

均匀度:　　　均匀[ ]　欠均匀[ ]　不均匀[ ];是否呈网格状:呈[ ]　不呈[ ]

结节或肿物后方回声:未见改变[ ]　衰减[ ]　增强[ ];侧方声影:有[ ]　无[ ]

CDFI 血流:　　血流信号　无[ ]　有[ ](丰富[ ]　不丰富[ ],周边[ ]　内部[ ])

RI＝

占位 2:　　　　左叶段[ ]　右叶段[ ];类圆形[ ]　不规则[ ];大小:＿＿＿ cm×＿＿＿ cm

边界:　　　　清[ ]　不清[ ];边缘:光滑[ ]　不平[ ]

内回声:　　　无[ ]　低[ ]　中等[ ]　高[ ]　强[ ]

均匀度:　　　均匀[ ]　欠均匀[ ]　不均匀[ ],是否呈网格状:呈[ ]　不呈[ ]

结节或肿物后方回声:未见改变[ ]　衰减[ ]　增强[ ];侧方声影:有[ ]　无[ ]

CDFI 血流:　　血流信号　无[ ]　有[ ](丰富[ ]　不丰富[ ],周边[ ]　内部[ ])

RI＝

占位 3:　　　　左叶段[ ]　右叶段[ ];类圆形[ ]　不规则[ ];大小:＿＿＿ cm×＿＿＿ cm

边界:　　　　清[ ]　不清[ ];边缘:光滑[ ]　不平[ ]

内回声:　　　无[ ]　低[ ]　中等[ ]　高[ ]　强[ ]

均匀度:　　　均匀[ ]　欠均匀[ ]　不均匀[ ],是否呈网格状:呈[ ]　不呈[ ]

结节或肿物后方回声:未见改变[ ]　衰减[ ]　增强[ ];侧方声影:有[ ]　无[ ]

CDFI 血流:　　血流信号　无[ ]　有[ ](丰富[ ]　不丰富[ ],周边[ ]　内部[ ])

RI＝

5. 余肝脏组织回声:正常[ ]　增强[ ]　粗糙[ ]

回声均匀度:　　均匀[ ]　欠均匀[ ]　不均匀[ ]

肝静脉显示：　清晰[　]　欠清[　]　不清[　]　是否扭曲:否[　]　是[　]

内径(左[　]　中[　]　右[　])　状态:正常[　]　变细[　]　增宽[　]

门静脉主干：　内径不宽[　]　增宽　　cm

未见栓子[　]　探及栓子[　](左[　]　右[　]　主干[　])

CDFI 血流：　　正常[　]　增快[　]　减慢[　]　平均流速:_____ cm/s

侧支循环:有[　]　无[　]

6. 肝内胆管回声:正常[　]　管壁回声增强[　];呈[　]　不呈[　]等号样扩张

胆囊切除术后：　　[　](0=否　1=是)

胆囊：　　　　大小____ cm ×____ cm,正常[　]　增大[　]　萎缩[　]

是否为餐后检查：　[　](0=否　1=是　2=不详)

胆囊壁：　　　　正常[　]　增厚[　]　毛糙[　]

7. 脾脏:长____ cm,厚____ cm

8. 腹水:无[　]　有[　]____ cm

提示：

1. 肝硬化[　]　2. 门脉高压[　]　3. 胆囊炎[　]　4. 脾大[　]　5. 腹水[　]　6. 脂肪肝[　]

7. 肝囊肿[　](占位 1[　]　占位 2[　]　占位 3[　])

8. 肝脓肿[　](占位 1[　]　占位 2[　]　占位 3[　])

9. 肝血管瘤[　](占位 1[　]　占位 2[　]　占位 3[　])

10. 肝占位性病变[　](占位 1[　]占位 2[　]　占位 3[　])

11. 疑似肝癌[　](占位 1[　]　占位 2[　]　占位 3[　])

12. 门静脉栓塞[　]　13. 肝胆管扩张[　]　14. 未见异常[　]

15. 其他_____

检查日期:_____年_____月_____日　　　　　检查人员:_____

是否需要国家癌症中心会诊(复阅)?（否/是)

第六节　子宫颈癌筛查方案

一、筛查人群

筛查对象为 25~64 岁已婚或有性生活的女性。排除已经确诊的子宫颈癌患者,正在妊娠的妇女,已经行全子宫切除术的妇女,患有严重的内、外科疾病,无法接受检查者。符合条件的妇女均自愿参加并需签署知情同意书(见附 4-6-1)。所有筛查对象需填写子宫颈癌检查个案登记表(见附 4-6-2)。

二、筛查技术

目前在子宫颈癌筛查项目中推荐使用的初筛方法主要有细胞学、人乳头瘤病毒(human papilloma virus,HPV)DNA 检测和醋酸染色检查/复方碘染色检查(visual inspection with acetic acid/visual inspection with Lugol's iodine,VIA/VILI)。当初筛结果为阳性时,需要进行阴道镜检查,必要时取活检进行病理确诊。

(一) 细胞学检查

细胞学检查包括传统巴氏涂片和液基细胞学(liquid-based cytology,LBC)两种方法。自

20 世纪 50 年代,许多国家开展基于巴氏涂片技术的子宫颈癌筛查,子宫颈癌发病率和死亡率已有明显下降。在此基础上研究人员研发了薄层液基细胞学技术,有效提高了制片的质量和效率,同时制片剩余的液体标本可用于 HPV DNA 检测。细胞学诊断结果依据 TBS(The Bethesda System)系统分类主要包括:正常、未明确意义的不典型鳞状细胞(atypical squamous cells of undetermined significance,ASC-US)、未明确意义的不典型腺上皮细胞(atypical glandular cells of undetermined significance,AGUS)、不典型鳞状细胞不能排除上皮内高度病变(atypical squamous cells,cannot exclude high-grade squamous intraepithelial lesion,ASC-H)、鳞状上皮内低度病变(low-grade squamous intraepithelial lesion,LSIL)、鳞状上皮内高度病变(high-grade squamous intraepithelial lesion,HSIL)、鳞状细胞癌(squamous cell carcinoma,SCC)、原位腺癌(adenocarcinoma in situ,AIS)和腺癌(adenocarcinoma,ADC)等。

细胞学检查发现宫颈上皮内瘤变 2 级及以上病变(cervical intraepithelial neoplasia worse than grade 2,CIN 2+)的灵敏度为 53%~81%,特异度>90%;诊断主观性较强,可重复性较差,取样、制片和诊断过程中影响因素较多;需逐例检测,耗时较长;需要建立有较好质量管理的细胞学检查系统;培养训练有素、能准确阅片的细胞学技术人员等。

(二) 醋酸染色检查/复方碘染色检查(VIA/VILI)

醋酸染色检查(VIA)的基本原理:正常鳞状和柱状上皮分别呈现粉红色和红色,而异常上皮组织,尤其是在发生子宫颈上皮内瘤变,在宫颈部位涂抹 5%醋酸后,病变区域呈白色,即发生醋白反应。复方碘染色检查(VILI)的基本原理:宫颈的原始和成熟化生上皮组织含有糖原,柱状上皮不含糖原,新形成的化生上皮不含或仅含少量糖原,癌前病变细胞或癌细胞几乎不含糖原。将 5%碘液涂于子宫颈后,正常子宫颈上皮吸收碘液呈棕褐色或黑色,癌前病变或癌浸润部位不吸收碘液呈芥末黄。

VIA/VILI 检出 CIN 2+的灵敏度相对较低,约为 48%,特异度约为 90%,诊断存在较强的主观性,可重复性较差,受医生诊断水平影响较大,不推荐用于绝经后妇女;需要逐例检测,检查当时出结果;易于培训,但需要定期反复培训来维持较好的技术水平;设备要求简单,仅需 5%醋酸和普通白炽光。VIA/VILI 检查结果分为阴性、阳性和可疑癌。在资源匮乏、没有细胞学检查条件(包括缺乏设备和阅片人员等)的地区推荐使用 VIA/VILI 检查进行子宫颈癌初筛。

(三) HPV DNA 检测

HPV 和子宫颈癌病因关系的确立,为 HPV DNA 检测技术用于子宫颈癌筛查提供了理论基础,带来了子宫颈癌筛查史上的重大突破,实现了从细胞形态学向分子生物学的转变。不同 HPV DNA 检测技术的检测原理不同,主要包括杂交捕获、PCR 荧光、酶切信号放大技术等。HPV DNA 检测方法检出 CIN 2+的灵敏度为 90%~97%,特异度约为 85%;检测结果客观,可重复性好,受人为因素影响较小;可进行批量检测;工作人员需要一定实验检测基础,培训的难易程度因检测方法而异;需要配备相应实验室和 HPV DNA 检测设备和试剂盒。

HPV DNA 检测方法针对世界卫生组织确定的 13 种高危型型别:HPV-16、18、31、33、35、39、45、51、52、56、58、59、68 等亚型,其中 HPV-16 和 HPV-18 致癌性最强。绝大部分 HPV 感染者可在感染后自动清除,只有小部分高危型 HPV 持续性感染者可进展为子宫颈癌。在采用高危型 HPV DNA 检测进行子宫颈癌初筛时,可通过细胞学检查对 HPV 高危亚型检测结果阳性进行分流,在资源匮乏、没有细胞学检查条件的地区,可用 VIA/VILI 检查替代细胞学检查作为分流方法。

（四）阴道镜检查

妇科医生使用窥阴器检查受检对象子宫颈部位。在阴道镜下对子宫颈进行直接活检或者四象限活检。直接活检就是在异常部位取活检。四象限活检原则为除了在异常部位活检外，如果检查正常，在宫颈外鳞柱状上皮交界处 2、4、8、10 点位取活检。采用小活检钳在相应部位取约 2mm 厚的活检标本，阴道镜检查不满意时进行宫颈管搔刮术（endocervical curettage，ECC）。

三、筛查方案

（一）高危人群

有性行为的妇女均可为筛查对象。有多个性伴侣、性生活过早、HIV/HPV 感染、免疫功能低下、卫生条件差及性保健知识缺乏的妇女患子宫颈癌的风险增加。已行子宫切除术的妇女不需要进行子宫颈癌筛查。

（二）筛查起止年龄

在一般人群中，经济发达地区，筛查起始年龄可考虑为 25～30 岁；经济欠发达地区，筛查起始年龄推荐为 35～40 岁。对于 HIV 感染或在 HIV 感染高发区居住、机体免疫功能低下的女性，筛查的起始年龄需适当提前。绝经后妇女，因为子宫颈逐渐萎缩等生理改变，使得观察子宫颈病变和刮取子宫颈细胞越来越困难。65 岁及以上妇女，若过去 10 年筛查结果阴性（连续 3 次细胞学检测阴性或 2 次 HPV 检测阴性），可不再进行筛查。

（三）特殊人群的筛查建议

1. HPV 疫苗接种后，根据特定年龄的推荐方案同非疫苗接种者一样定期接受子宫颈癌筛查。

2. 高危妇女　HIV 感染妇女，免疫抑制妇女（如接受器官移植的妇女），宫内己烯雌酚暴露妇女，既往因 CIN 2、CIN 3、AIS、子宫颈浸润癌接受过治疗的妇女应缩短子宫颈癌筛查间隔。

四、推荐筛查方案和流程

（一）推荐筛查方案

我国不同地区的经济和卫生技术水平及子宫颈癌疾病负担差异较大，因此单一某种筛查方法不能满足不同地区多元化的筛查需求，需要选择适宜当地资源条件的筛查方案，以提高筛查的覆盖率和效率。综合国内外子宫颈癌筛查方案的最新进展，对我国的子宫颈癌筛查方案推荐如下：以 HPV 检测做初筛的筛查方案为主导，根据当地经济情况、其他技术的水平和可及性，选择 HPV-16/18 或细胞学检测作为分流技术；如果当地已有较好或高质量的细胞学检测体系，则 HPV 检测或细胞学检查作为初筛均可被采用。在欠发达地区，优先考虑选择快速、价廉、准确的 HPV DNA 检测进行初筛，在条件许可的情况下，使用 VIA/VILI 或 HPV-16/18 分型检测技术作为分流手段，以降低阴道镜转诊率，缓解对阴道镜和医生的需求压力；在无条件开展 HPV 检测的地区，可单独使用 VIA/VILI 作为替代的初筛方法。针对来自一般人群的 25～64 岁妇女，在开展有组织的子宫颈癌筛查时，具体推荐筛查方案见表 4-6-1。

表 4-6-1　子宫颈癌推荐筛查方案

年龄	推荐筛查方案	推荐筛查结果管理方案
25~29 岁[*]	细胞学检查	1. 细胞学阴性,每 3 年重复筛查。 2. 细胞学为 ASC-US （1）首选 HPV 检测分流,若 HPV 阳性,阴道镜检查;HPV 阴性,3 年重复筛查。 （2）12 个月复查细胞学。 （3）无随访条件,阴道镜检查。 3. 细胞学>ASC-US,阴道镜检查。
30~64 岁	细胞学检查	1. 细胞学阴性,每 3 年重复筛查。 2. 细胞学为 ASC-US （1）首选 HPV 检测分流,若 HPV 阳性,阴道镜检查;HPV 阴性,3 年重复筛查。 （2）12 个月复查细胞学。 （3）无随访条件,阴道镜检查。 3. 细胞学>ASC-US,阴道镜检查。
	HR-HPV 检测	1. HPV 阴性,每 3~5 年重复筛查。 2. HPV 阳性,可选择: （1）细胞学分流　①细胞学阴性:12 个月复查;②≥ASC-US:阴道镜检查。 （2）HPV-16/18 分型检测分流　①HPV-16/18 阴性,其他高危型阳性+细胞学阴性:12 个月复查;②HPV-16/18 阴性,其他高危型阳性+细胞学 ≥ASC-US:阴道镜检查;③HPV-16/18 阳性:阴道镜检查。 （3）进行 VIA 检测分流　①VIA 阴性:12 个月复查;②VIA 阳性:阴道镜检查。
	HR-HPV 和细胞学联合筛查	1. HPV 阴性和细胞学阴性,每 5 年重复筛查。 2. HPV 阳性和细胞学阴性,可选择: （1）12 个月复查。 （2）进行 HPV 分型检测　①HPV-16/18 阴性:其他高危型阳性:12 个月复查;②HPV-16/18 阳性:阴道镜检查。 3. 细胞学(≥ASC-US)和 HPV 均阳性:阴道镜检查。 4. 细胞学阳性和 HPV 阴性: （1）细胞学为 ASC-US:每 3 年复查细胞学+HPV 检测。 （2）细胞学≥LSIL,阴道镜检查。 注:HPV 和细胞学双阴性妇女患 CIN 2+的风险极低,推荐重复筛查间隔至少为 5 年。
	VIA 检查	1. VIA 阴性:每 2 年重复筛查。 2. VIA 阳性:阴道镜检查。 注:绝经期妇女因宫颈萎缩严重影响 VIA 的筛查效果,不推荐使用 VIA 进行筛查。

[*] 在该年龄段不推荐使用 HPV 检测作为初筛检测。

（二）推荐子宫颈癌筛查流程

1. 以 HPV 检测为初筛的筛查流程（图 4-6-1）

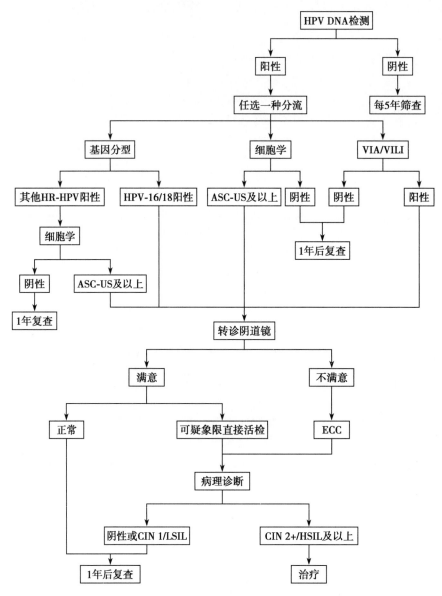

图 4-6-1 以 HPV 检测为初筛的筛查流程

2. 以细胞学检测为初筛的筛查流程（图 4-6-2）

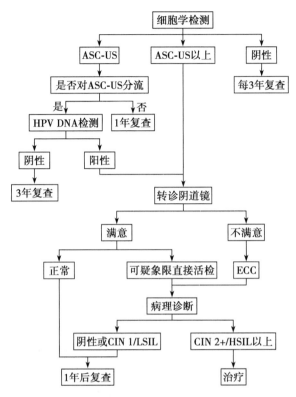

图 4-6-2　以细胞学检测为初筛的筛查流程

3. 以 VIA/VILI 为初筛的筛查流程（图 4-6-3）

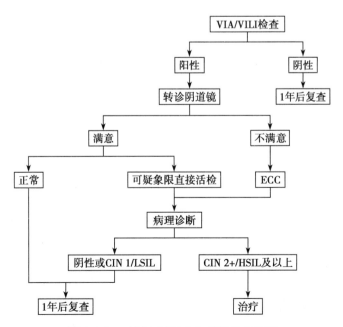

图 4-6-3　以 VIA/VILI 为初筛的筛查流程

4. HPV DNA 检测和细胞学联合筛查流程(图 4-6-4)

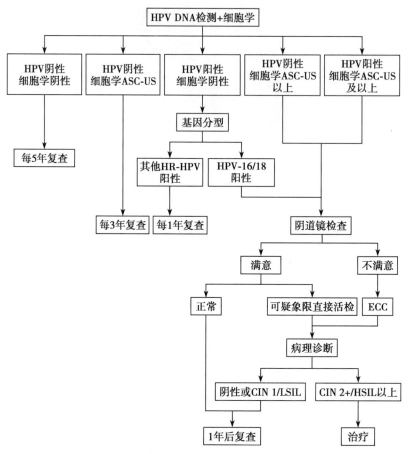

图 4-6-4　HPV DNA 检测和细胞学联合筛查流程

五、治疗及随访建议

(一) 子宫颈癌及癌前病变患者治疗

对于筛查发现的子宫颈癌及癌前病变患者应进行相应的治疗,推荐治疗建议如下:

1. CIN 1 级　CIN 1 级为可逆性病变,建议每年检查一次。根据检查结果做相应处理。

2. CIN 2 级、CIN 3 级及子宫颈癌　CIN 2 级可行物理治疗(冷冻、激光或电灼)或子宫颈锥切术,包括环状电切(loop electrosurgical excision procedure, LEEP)、冷刀锥切或激光锥切。CIN 3 级、原位癌,或微小浸润癌(Ⅰa 期),如为年轻患者,欲保留生育功能,仍可考虑子宫颈锥切术。对于完成生育的中老年患者,则可施行筋膜外全子宫切除术。中晚期子宫颈癌患者按常规方法治疗。

(二) 筛查队列人群的随访

在全死因监测的基础上,做好肿瘤发病及死亡登记,肿瘤的发病及死亡登记按照《中国肿瘤登记工作指导手册》各项标准对筛查队列人群进行随访。同时收集当地医院子宫颈癌收治患者的基本情况,包括临床病理及治疗等信息。

六、质量控制

严格遵守有关规章制度;对技术和工作人员进行乳腺癌筛查的统一培训,组织考核,合格后参加项目实施工作;建立各级质量控制小组,实施质量考核和复核会诊制度,避免误诊、漏诊;筛查过程中资料采取分散和集中管理相结合的原则,定期由项目管理单位负责检查各项目区的工作实施进度和资料收集整理情况。

附 4-6-1　知情同意书

姓名:_____　　　　　　调查对象 ID:|　|　|　|　|　|　|

子宫颈癌是严重危害女性健康的主要恶性肿瘤之一。通过子宫颈癌筛查可以提高子宫颈癌前病变及早期癌的比重,早期子宫颈癌前病变的治疗效果较好。因此,筛查降低子宫颈浸润癌的发病率及死亡率,提高生存率的有效手段。

筛查过程

首先,我们需要了解您的一般情况、医疗史(例如医疗情况和药物治疗史)和危险因素暴露史。然后,采用细胞学、HPV DNA 检测或者醋酸染色检查/复方碘染色检查(VIA/VILI)进行子宫颈癌初筛。进行一般体格检查和妇科检查后,医生要将窥阴器插入您的阴道以便能够看够看到你的子宫颈,然后收集一些宫颈脱落细胞,用于细胞学检查及 HPV DNA 检测。医生收集完宫颈脱落细胞后,如有必要将进行醋酸染色检查/复方碘染色检查(VIA/VILI)。如果初筛结果为阳性,会对您进行阴道镜检查,如果有必要将会取活检组织,进行病理诊断。活检组织非常小,取活检过程几乎没有什么痛苦。

参加筛查可能带来的不适

在整个筛查过程中,少数人可能会有略微不舒服。极少数人还可能出现少量出血、发热或者感染,这时您应及时准确报告医生,以便及时为您处理。

参加筛查可能获得的益处

这些检查可发现您是否患有子宫颈癌或癌前病变。如果您患有子宫颈癌或癌前病变,我们将会优先安排您进行相应的治疗和随访(治疗费用自理)。

保密性

我们将对您的资料进行保密。我们将会储存本项目所收集的生物标本,并可能在以后的研究中使用,标本将贴有带编码的标签,不会出现您的姓名,您的所有信息将会保密。

自我声明:

我已充分了解这份知情同意书,我同意参加这次筛查。

参加者签字:　　　　　　　　　　　日期:

证人声明:

我已经向受检对象宣读和解释了这份知情同意书。她已经理解并同意参加本次筛查。

证人签字:　　　　　　　　　　　　日期:

附4-6-2　子宫颈癌检查个案登记表

编号：□□□□□□-□□-□□□-□□□□□

姓名：_____ 年龄：_____ 联系电话：

文化程度：1. 小学及以下　2. 初中　3. 高中或中专　4. 大专及以上　民族：1. 汉　2. 其他

身份证号：□□□□□□□□□□□□□□□□□□

住址：_____ 省 _____ 县（区）_____ 乡（街道）

_____ 村（社区）_____ 号

（一）病史情况		
症状	性交出血	有　　无
	白带异常	有　　无
月经情况	周期	持续时间____ ~ ____天,周期____ ~ ____天
	末次月经	年　　月　　日
	绝经	否　　是,绝经年龄____岁
目前使用避孕方法	1. 未避孕　2. 避孕套　3. 避孕药(　　年)　4. 宫内节育器(　　年) 5. 其他避孕方法_____	
孕产史	孕____次　　分娩____次	
既往接受过子宫颈癌检查　　1. 是:①三年内　②三年以上　　2. 否		
既往史	宫颈细胞学结果异常	持续(　)个月 结果:_____
	HPV 检测阳性	无　　有　　如有,请注明_____
	CIN	无　　有　　如有,请注明_____
	子宫颈癌	无　　有　　如有,请注明_____
	生殖道感染	无　　有　　如有,请注明_____
	其他肿瘤	无　　有　　如有,请注明_____
家族肿瘤史	1. 无　　2. 有　　如有,请注明:疾病名称 患病家属与自己的关系: 1. 一级亲属(父母、子女、亲兄弟姐妹(同父母)) 2. 二级亲属(姑、姨、祖母、外祖母) 3. 三级亲属(表姐妹、堂姐妹) 4. 其他,请注明_____	
（二）妇科检查		
外阴	1. 正常　2. 白斑　3. 溃疡　4. 湿疣　5. 疱疹　6. 肿物　7. 其他_____	
阴道	1. 正常　2. 充血　3. 溃疡　4. 湿疣　5. 疱疹　6. 肿物　7. 其他_____	
分泌物	1. 正常　2. 异味　3. 血性　4. 脓性　5. 泡沫样　6. 豆渣样　7. 其他_____	
子宫颈	1. 正常　2. 接触性出血　3. 息肉　4. 糜烂样　5. 菜花样　6. 其他_____	
子宫	1. 正常　2. 大小(正常、如孕　　周)　3. 肿物(大小、性状、位置)　4. 脱垂　5. 压痛 6. 其他_____	

附件（盆腔）	1. 正常　2. 压痛（左、右）　3. 肿物（左、右）（大小、性状、位置） 4. 其他_____
分泌物检查	1. 清洁度（Ⅰ度、Ⅱ度、Ⅲ度、Ⅳ度）　2. 滴虫　3. 假丝酵母菌　4. 加德纳菌　5. 线索细胞　6. 其他_____
妇科检查 临床诊断	1. 未见异常 2. 异常 ①外生殖器尖锐湿疣　②滴虫性阴道炎　③外阴阴道假丝酵母菌病　④细菌性阴道病 ⑤宫颈炎　⑥子宫肌瘤　⑦其他,请注明_____

检查机构:_____　　　　检查人员:_____

检查日期:　　　年　　月　　日

（三）HPV 检测

HPV 检测	1. 阴性 2. 阳性 （1）HPV 亚型,请勾选(16,18,31,33,35,45,52,58,其他请注明_____) （2）未分型
需做宫颈细胞学检查	1. 是　　2. 否

检查机构:_____　　　　检查人员:_____

检查日期:　　　年　　月　　日

（四）宫颈细胞学检查

宫颈细胞取材方式	1. 巴氏涂片　2. 液基/薄层细胞学检查　3. 其他:_____
巴氏分级	1. Ⅰ级　2. ⅡA　3. ⅡB　4. Ⅲ级　5. Ⅳ级　6. Ⅴ级
TBS 分类报告结果	1. 未见上皮内病变细胞和恶性细胞
	2. 未明确意义的不典型鳞状上皮细胞(ASC-US)
	3. 不典型鳞状上皮细胞-不除外高度鳞状上皮内病变(ASC-H)
	4. 低度鳞状上皮内病变(LSIL)
	5. 高度鳞状上皮内病变(HSIL)
	6. 鳞状细胞癌(SCC)
	7. 不典型腺上皮细胞(AGC)
	8. 不典型宫颈管腺细胞倾向瘤变
	9. 宫颈管原位癌
	10. 腺癌
需做阴道镜检查	1. 是　　2. 否

检查单位:_____　　　　报告人员:_____

检查日期:　　　年　　月　　日

续表

（五）醋酸染色或复方碘染色后肉眼观察法检查（VIA／VILI）	
醋酸染色后肉眼观察（VIA）	1. 未见异常（无颜色变化） 2. 异常或可疑癌（有白色反应） 在下图中用字母记录观察到的每一象限的最严重的异常病变 N＝正常 A＝异常 C＝癌症
碘染色后肉眼观察（VILI）	1. 未见异常（染成深褐色） 2. 异常或可疑癌（未被碘染色） 在下图中用字母记录观察到的每一象限的最严重的异常病变 N＝正常 A＝异常 C＝癌症
需做阴道检查	1. 是 2. 否
检查机构：＿＿＿＿＿＿＿＿＿＿＿＿＿＿＿ 检查人员：＿＿＿＿＿＿	
检查日期： 年 月 日	
（六）阴道镜检查	
接受阴道镜检查	1. 是（跳至"阴道镜检查评价"） 2. 否
未接受检查的原因	1. 拒绝检查 2. 失访 3. 其他原因
阴道镜检查评价	1. 满意 2. 不满意
初步诊断	1. 未见异常 2. 异常：①低度病变 ②高度病变 ③可疑癌 ④其他，请注明＿＿＿＿＿＿＿＿＿＿＿＿＿＿
需做组织病理检查	1. 是 2. 否
检查单位：＿＿＿＿＿＿＿＿＿＿＿＿＿＿＿ 报告人员：＿＿＿＿＿＿	
检查日期： 年 月 日	
（七）组织病理检查	
组织病理学诊断	1. 未见异常 2. 异常 ①炎症 ②CIN 1 ③CIN 2 ④CIN 3 ⑤原位腺癌（AIS） ⑥微小浸润癌（鳞癌／腺癌） ⑦浸润癌（鳞癌／腺癌） ⑧其他，请注明＿＿＿＿＿＿＿＿＿＿＿＿＿＿
诊断机构：＿＿＿＿＿＿＿＿＿＿＿＿＿＿＿ 报告人员：＿＿＿＿＿＿	
诊断日期： 年 月 日	

最 后 诊 断

1. 未见异常
2. 异常：（包括组织病理检查结果和临床诊断）
①CIN 1   ②CIN 2   ③CIN 3   ④宫颈原位腺癌（AIS）   ⑤宫颈微小浸润癌（鳞癌／腺癌）   ⑥宫颈浸润癌（鳞癌／腺癌）   ⑦滴虫性阴道炎   ⑧外阴阴道假丝酵母菌病   ⑨细菌性阴道病   ⑩外生殖器尖锐湿疣   ⑪子宫肌瘤   ⑫宫颈炎   ⑬不详
⑭其他，请注明＿＿＿＿＿＿＿＿＿＿＿＿＿＿＿＿＿＿＿＿

诊断机构：＿＿＿＿＿＿＿＿＿＿＿＿＿＿＿   诊断人员：＿＿＿＿＿＿

诊断日期：   年   月   日

续表

随访治疗情况
宫颈病变随访情况:1. 已随访　　2. 失访
宫颈病变接受治疗:1. 是　　2. 否　　3. 不详(注明原因)＿＿＿＿＿
其他肿瘤随访情况:1. 已随访　　2. 失访
其他肿瘤接受治疗:1. 是　　2. 否　　3. 不详(注明原因)＿＿＿＿＿

第七节　鼻咽癌筛查方案

一、筛查人群

鼻咽癌是常见的恶性肿瘤之一。我国是鼻咽癌的高发区,在我国华南地区尤其高发,主要集中在广东和广西等地区,发病率由南向北递减。EB病毒感染、具有鼻咽癌家族史、喜食腌制食品、吸烟可使鼻咽癌的发病风险增加。本方案旨在针对鼻咽癌高发区居民开展早诊早治工作提供指导意见。本方案中鼻咽癌筛查对象为高发区30~59岁当地居民。采取整群抽样的方法,选择鼻咽癌发病率较高的乡或村作为筛查地区。所有筛查对象均需签署知情同意书。开展鼻咽癌健康知识宣传,填写癌症防治知识调查表,从而提高鼻咽癌健康知识的知晓率及高危人群的参与率。

二、筛查方法

筛查方法以简单、安全、有效、费用低廉和群众接受为原则。鼻咽癌筛查常用方法主要有:

(一) 疾病史询问

鼻咽癌筛查时首先要询问筛查对象的病史和家族史,此方法最为简便,也极为有效。筛查对象主诉的一些症状能为临床医生提供重要的信息,使临床医生加强警惕性。

(二) 颈部淋巴结触诊

每个筛查对象都应进行此项检查。检查时应注意顺序,以免遗漏。一般可按如下顺序进行:①颈深上组淋巴结,即颈内静脉链前方(二腹肌后腹深面)或后方(乳突尖前下方和胸锁乳突肌的深面)的淋巴结,以及颈深中、下组淋巴结;②颈后三角区的副神经淋巴结链;③锁骨上区的颈横动脉淋巴结链;④颌下、颏下、耳前、枕后等浅组淋巴结。鼻咽癌颈部淋巴结转移,最常出现在颈深上组淋巴结的前组(二腹肌后腹深面)或后组(在乳突尖下方和胸锁乳突肌的深面),一部分首先出现在颈后三角区的副神经淋巴结。检查到这些部位淋巴结肿大,特别是颈深上组淋巴结时,应高度怀疑鼻咽癌。

(三) 鼻咽癌肿瘤标志物检测

1. EB病毒抗体检测　非角化型鼻咽癌是我国鼻咽癌的主要类型(约占95%以上),该类型鼻咽癌几乎都存在EB病毒感染。EB病毒参与鼻咽癌发生及发展全过程,是目前已知主要的鼻咽癌致病因素。EB 病毒相关抗体反映其急性、慢性、持续感染、恢复期或既往感染等状态。这些抗原抗体反应检测的意义已在自然人群、鼻咽癌高危人群、癌前病变、早期癌变的检出中得到验证。

根据在我国鼻咽癌高发现场开展的一项大型随机对照试验研究结果显示,EB 病毒血清血抗检测可用于鼻咽癌早期筛查。用于鼻咽癌筛查的 EB 病毒抗体检测方法主要有:血清 EB 病毒衣壳抗原(viral capsid antigen,VCA)/免疫球蛋白 A(immunoglobulin A,IgA)抗体检测、血清 EB 病毒早期抗原(early antigen,EA)/IgA 抗体检测、血清 EB 病毒 EA/(immunoglobulin G,IgG)抗体检测等。

EB 病毒血清抗体检测具有快速、方便等优点,但各抗体产生于 EB 病毒感染的不同阶段,单项抗体检测不能保证较好的敏感度和特异度,且 EB 病毒血清抗体在人体内的半衰期较长,即使体内 EB 病毒清除后,仍有较长时间维持在较高浓度,故不能反映 EB 病毒载量在体内的变化情况。且其他疾病例如:传染性单核细胞增多症、Burkitt 淋巴瘤等都会引起 EB 病毒检测阳性结果。因此,仅用其作为单一检测鼻咽癌的方式特异度不高。EB 病毒血清抗体检测通常用于鼻咽癌快速筛查和辅助诊断。目前 EB 病毒血清学检测方法主要有酶联免疫吸附测定(enzyme-linked immunosorbent assay,ELISA)和免疫胶体金检测。

2. 血浆或血清中游离 EB 病毒 DNA 检测　健康人群血浆 EB 病毒阳性率非常低,然而 90% 以上的鼻咽癌患者血浆中可以检测到 EB 病毒游离 DNA。在鼻咽癌高发区开展的一项以人群为基础的研究结果显示血浆 EB 病毒 DNA 检测可提高高危人群鼻咽癌检出的准确性。在另一项大型以人群为基础的研究中,对两次血浆 EB 病毒 DNA 检测均呈阳性的无症状受试对象进行内镜和磁共振临床检查,确诊的鼻咽癌病例中早期癌占比为 71%,而这一比例在未行 EB 病毒 DNA 筛查的历史对照队列中发现的鼻咽癌患者中仅为 20%,而这部分鼻咽癌患者 3 年无疾病进展生存率(70%)显著低于通过 EB 病毒 DNA 筛查确诊患者(97%)。鼻咽癌患者 EB 病毒 DNA 水平与肿瘤进展、分期等呈正相关,治疗效果理想的患者血浆 EB 病毒 DNA 水平逐渐下降至阴性,EB 病毒 DNA 水平持续升高提示肿瘤进展和复发,临床晚期患者显著高于早期。EB 病毒 DNA 检测在鼻咽癌的早期筛查领域具有较好的应用前景和价值。

(四) 鼻咽镜检查

1. 间接鼻咽镜　间接鼻咽镜检查工具和操作较简单,可以直接窥视鼻咽腔,对诊断鼻咽癌和发现早期黏膜病变具有重要意义。操作方法包括:受检者正坐,头稍前倾、张口、用鼻呼吸,检查者左手持压舌板,压下舌前 2/3,扩大咽弓舌根距离,右手持加温而不烫的鼻咽镜,镜面向上,送入软腭背面与咽壁之间,尽量避免触及舌根、咽弓、咽壁,以免引起咽反射影响检查。旋转镜面可观察到鼻咽各壁的结构,应按顺序依次检查鼻咽顶(特别是前顶区)、两侧壁(尤其注意检查咽隐窝),并进行双侧对比,观察鼻咽腔双侧是否对称,鼻咽腔是否狭窄。检查中应特别注意鼻咽黏膜有无增厚、粗糙、充血、出血、溃疡、浸润、新生物等。凡孤立性结节或不对称黏膜下隆起,特别是在侧壁或在腺样体基础上发生者,更应注意。一般情况下,大多数受检者可在间接鼻咽镜下窥视到鼻咽各壁的正常结构或异常改变,若咽反射敏感者,可用 1%~2% 的利多卡因喷咽 1~3 次做黏膜表面麻醉后再检查。

2. 纤维鼻咽镜　由于纤维鼻咽镜镜身柔软,操作方便,有放大视野的作用,并可在直视下直接咬取可疑组织进行活检。因此,这一检查方法已应用于鼻咽癌的筛查。操作方法包括:先用 2% 麻黄碱对双侧鼻腔喷雾以收缩鼻甲及微小血管,然后用 1%~2% 的利多卡因对双侧鼻腔喷雾及吸入鼻咽作为表面麻醉,各 2~3 次后,病人仰卧于检查床上,术者左手持鼻咽纤维镜操纵部,右手持纤维镜插入部的上方,从一侧鼻腔经下鼻道插入纤维镜至鼻咽部,通过调节弯曲部的角度,以观察鼻咽腔的全腔状况,结构,对称性,黏膜色泽,有无新生物及新生物部位、大小、形态等。在进镜及退镜过程中,仔细观察双侧鼻腔有无可疑病灶。

(五) 鼻咽组织活检

间接鼻咽镜或纤维鼻咽镜检查发现鼻咽部有可疑病灶或肿瘤,均需要做鼻咽组织活检,以明确病理诊断。鼻咽癌的癌前病变是指上皮的中度或重度异型性改变,轻度异型性改变不能认为是癌前病变。鼻咽癌的病理分型主要包括:原位癌、角化性鳞状细胞癌(鳞状细胞癌)、非角化性癌、鼻咽腺癌。

三、筛查流程

鼻咽癌筛查流程见图 4-7-1。

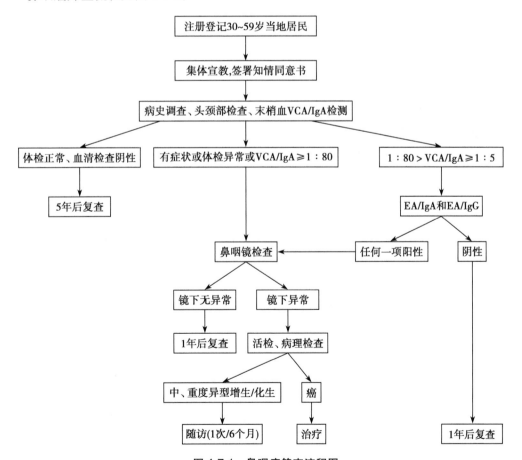

图 4-7-1　鼻咽癌筛查流程图
VCA. 衣壳抗原;IgA. 免疫球蛋白 A;EA. 早期抗原;IgG. 免疫球蛋白 G

（一）知情同意

向筛查对象宣讲筛查的目的、意义以及参加筛查的获益和可能的危险，回答群众的问题。筛查对象自愿签署完知情同意书（附4-7-1）后方可进行筛查。

（二）问卷调查

签署了知情同意书的群众接受基线信息调查。基线信息调查包括癌症综合防治知识及鼻咽癌防治知识两部分（见附4-7-2）。基线调查统一由事先完成专业培训的调查人员进行。

（三）临床初筛

当受试者完成基线问卷调查后，由医生询问疾病史并进行颈部淋巴结触诊。收集筛查对象末梢血进行血清 EB 病毒 VCA/IgA 抗体检测，并填写鼻咽癌筛查临床检查表（附4-7-3）。根据临床检查和 EB 病毒 VCA/IgA 抗体检测结果进行下一步操作：

1. 当受试者体检正常并且血清检查结果为阴性时，5年后重复进行鼻咽癌筛查。

2. 当受试者发现有鼻咽癌症状或体检异常或 VCA/IgA ≥1∶80 时需要进行鼻咽镜检查。

3. 当 EB 病毒 VCA/IgA ≥1∶5且<1∶80 时，进行 EA/IgA 和 EA/IgG 检测进行分流：

（1）EA/IgA 或 EA/IgG 任意一项检测阳性：需要进行鼻咽镜检查。

（2）EA/IgA 和 EA/IgG 检测都为阴性：一年后进行复查。

（四）鼻咽镜检查及病理诊断

1. 鼻咽镜检查无异常者1年后进行复查。

2. 鼻咽镜检查异常者需进行活检及病理诊断，根据病理诊断结果进行如下处理：

（1）正常：1年后复查。

（2）中、重度异型增生/化生：每半年随访1次。

（3）癌症：进行临床治疗。

四、治疗原则

放射治疗是鼻咽癌首选的根治方法，按照分层综合治疗原则，多数早期病例采用单纯放射治疗即可，少数放射敏感性差的肿瘤和晚期病例可增加辅助化疗或增敏剂等，以提高疗效。对于部分早期患者，如肿瘤局限于腔内、后鼻孔轻度受侵的患者，也可采用外照射与后装放射治疗相结合的模式，以减少外照射的损伤。

五、队列随访

随访的主要工作是做好人群的肿瘤发病及死亡登记报告，减少漏报和错报。根据第十次修订的国际疾病分类（International Classification of Diseases 10th Revision，ICD-10）标准确定肿瘤发病及死亡的分类和编码；诊断依据中组织学诊断的比例不低于70%；死亡医学证明的比例不高于2%。

六、质量控制

（一）流行病学部分

1. 调查表中的每一个项目,严格按照编码说明进行调查和填写。填写内容统一使用正楷汉字填写,避免使用草写、简写代替。

2. 正式调查进行之前,培训调查员,应该根据当地实际情况,进行预调查。

3. 每天完成的调查表,主要检查基本信息是否完整,补充不应有的空项、漏项,初步检查有无明显的填写错误或逻辑错误。每天完成的调查表,要求随机抽取 2% 进行复查,复查后各项目的符合率不得低于 90%。

4. 数据要求两遍录入,然后以原始调查表为标准,校对两遍录入的资料,整理成最终数据库。

（二）临床部分

1. 医生取活检时,如遇到鼻咽出血者应采取相应的止血措施,少量出血可用 1% 麻黄碱止血,如持续出血或出血较多者可行鼻咽填塞。

2. 检查使用的器械消毒方法参见《软式内镜清洗消毒技术规范(2016 年版)》等规范。

附 4-7-1　鼻咽癌筛查知情同意书

姓名＿＿＿＿＿＿　　ID：|＿|＿|＿|＿|＿|

鼻咽癌是常见恶性肿瘤之一,在中国南方省份发病率较高。早期发现的鼻咽癌病人经早期治疗可以获得较好的效果。

一、筛查过程

我们需要了解您的一般情况和病史,并进行头颈部检查,采集末梢血(手指或耳垂)0.3 毫升,检测 EB 病毒抗体。如果 EB 病毒抗体阳性,则要进一步进行鼻咽镜检查。有可疑病变则取鼻咽组织送病理确诊。

二、参加筛查的风险

筛查的常规检测不会对身体造成损害。只有当取鼻咽组织活检时,可能会引起少量出血,活检组织非常小(数毫米),且采用黏膜麻醉,只有轻微的疼痛。

三、参加筛查的益处

早期诊断的鼻咽癌患者 5 年生存率一般超过 80%,而晚期鼻咽癌患者 5 年生存率仅 20% 左右。而且早期鼻咽癌患者的治疗费用远低于晚期患者,对于筛查发现的病人,我们将优先安排进行相应的治疗。

四、筛查资料的保密性

所有个人资料将是保密的,由医院和项目负责人保存。您的姓名不会出现在任何公开发表的媒介中,也不会泄密给其他单位或个人。

五、自愿原则

您的参加系自愿性质,并且在任何时间都有退出的权利。

六、筛查联系人

在参加筛查的过程中,如果您对有关筛查情况或您的权利有所疑问时,可以与＿＿＿＿＿＿＿＿医院＿＿＿＿＿＿＿医生联系,电话：

七、自我申明

我已充分理解了这份知情同意书,我同意参加这次筛查。

八、签名

参加者签字：＿＿＿＿＿＿＿日期：＿＿＿＿＿＿＿

医务人员签名：_____日期：_____

调查对象顺序号：|__|__|__|__|__|

调查对象姓名：_____

调查时间：_____年____月____日

附 4-7-2　癌症防治知识调查表

第一部分（癌症综合知识）

1.1. 您知道我国常见的癌症有哪些（可多选）？ 1. 肺癌,肝癌,胃癌,食管癌 |__| 2. 结、直肠癌 |__| 3. 乳腺癌,子宫颈癌 |__| 4. 前列腺癌,鼻咽癌 |__|	**1.5. 相当一部分癌症有警示症状,只要保持警惕,及时就诊,就可以早期发现,您认为下列那些症状应该及时去医院检查？（可多选）** 1. 肿块、疼痛　　　|__| 2. 不明原因的出血　　|__| 3. 不明原因的上腹不适　|__| 4. 大便习惯改变或功能障碍　|__| 5. 其他(请注明)：_____|__|
1.2. 70 年代以来,我国患癌症的人数 |__| 1. 越来越多　2. 越来越少　3. 没有多大变化 4. 不太了解	**1.6. 您知道"有效的预防措施至少可以减少 1/3 的癌症"吗？** |__| 1. 不知道 2. 听了宣传后才知道 3. 本来就知道
1.3. 您知道我国癌症的主要危险因素有哪些？（可多选） 1. 吸烟,饮酒　　|__| 2. 各种感染因素　|__| 3. 不合理的饮食习惯　|__| 4. 职业危害　|__|	**1.7. 您知道"早期发现、早期诊断、早期治疗可根治约 1/3 的癌症"吗？** |__| 1. 不知道 2. 听了宣传后才知道 3. 本来就知道
1.4. 下列那些预防措施可以减少癌症的发生（可多选） 1. 戒烟,少饮酒　　|__| 2. 乙肝疫苗的接种　|__| 3. 合理膳食和适当的锻炼　|__| 4. 消除职业危害　|__|	**1.8. 您能接受的健康体检的频率是** |__| 1. 每年一次　2. 2 年一次 3. 3 年一次　4. 4 年一次
	1.9. 如果您自己花钱进行健康体检,您能承受的最高费用是多少？_____元

第二部分(鼻咽癌防治知识)

2.1. 您认为鼻咽癌能治好吗? ⬜ 1. 不能　2. 不太了解　3. 能　4. 早期能治好	**2.6. 下列哪些方法可以治疗早期鼻咽癌? (多选)** 1. 放射治疗(烤电)　⬜ 2. 化疗(药物治疗)　⬜ 3. 手术治疗　⬜ 4. 不知道　⬜ 5. 其他:＿＿＿＿＿＿＿＿ ⬜
2.2. 您知道鼻咽癌的早期阶段吗? ⬜ 1. 不知道 2. 听了宣传后才知道 3. 本来就知道	**2.7. 改善居室空气和住房环境能预防鼻咽癌** ⬜ 1. 能　2. 不能　3. 不知道
2.3. 您知道早期鼻咽癌治疗后能活多少年? ⬜ 1. 一年左右 2. 五年左右 3. 大于十年 4. 不知道	**2.8. 儿时经常吃咸鱼或咸鱼汁拌饭会增加鼻咽癌患病风险吗?** ⬜ 1. 会　2. 不会　3. 不知道
2.4. 下列哪些方法可以早期发现鼻咽癌? (可多选) 1. EB 病毒抗体检查　⬜ 2. 鼻咽镜检查　⬜ 3. 不知道　⬜ 4. 其他方法:＿＿＿＿＿＿ ⬜⬜	**2.9. 经常吸烟易得鼻咽癌吗?** ⬜ 1. 能　2. 不能　3. 不知道
2.5. 您认为不参加普查主要是因为(可多选) 1. 不认识检查的好处　⬜ 2. 害怕抽血　⬜ 3. 查出病后有心理负担　⬜ 4. 没有症状,所以不愿检查　⬜ 5. 查出鼻咽癌也治不好,不如不查　⬜ 6. 害怕上当受骗　⬜ 7. 丈夫不允许　⬜ 8. 其他:＿＿＿＿＿＿＿＿ ⬜	**2.10. 您知道早期鼻咽癌有什么症状吗?** ⬜ 1. 涕血 2. 头疼 3. 耳鸣 4. 颈淋巴结肿大 5. 不知道
	2.11. 您知道亲属中有患鼻咽癌的人应多做筛查吗? ⬜ 1. 知道　2. 不知道

调查者姓名:＿＿＿＿＿＿

附 4-7-3 鼻咽癌筛查临床检查表

调查对象 ID：|　|　|　|　|　|　| 姓名＿＿＿＿＿ 性别|　| 年龄|　|　| 职业|　|　| 文化|　|　|

单位：＿＿＿＿＿＿＿＿＿＿＿＿＿ 地址：＿＿＿＿＿＿＿＿＿＿＿＿＿＿＿＿ 电话＿＿＿＿＿＿＿＿＿＿＿

手机＿＿＿＿＿＿＿＿＿＿＿＿＿＿＿＿

调查日期：|　|　|　|　|-|　|　|-|　|　|

1. 临床表现

1.1 头痛： 0＝无 1＝有 |　|

1.2 颈部肿块： 0＝无 1＝有 |　|

1.3 抽吸性血痰： 0＝无 1＝有 |　|

1.4 耳鸣： 0＝无 1＝有 |　|

1.5 鼻塞： 0＝无 1＝有 |　|

1.6 复视： 0＝无 1＝有 |　|

1.7 面麻： 0＝无 1＝有 |　|

1.8 其他请注明：＿＿＿＿＿＿ |　|

2. 家族遗传史

2.1 0＝无 |　|

2.2 1＝有 |　|

1＝父母；2＝兄弟姐妹；3＝子女；4＝其他＿＿＿＿

3. 颈部检查情况

3.1 进行颈部检查的医生编号： |　|　|

3.2 颈部肿块：0＝阴性 1＝阳性 3＝可疑 |　|

3.3 肿块大小：1＝<4cm 2＝4~7cm 3＝>7cm |　|

3.4 肿块数量：1＝单个 2＝多个 3＝多个融合 |　|

3.5 部位 1：1＝左侧 2＝右侧 3＝两侧 |　|

3.6 部位 2：1＝上颈 2＝下颈 3＝锁骨上窝 |　|

4. 血清学检查情况：

4.1 EB 病毒 VCA/IgA：1：＿＿＿＿＿

4.2 EB 病毒 EA/IgA：1：＿＿＿＿＿

4.3 EB 病毒 EA/IgG：1：＿＿＿＿＿

5. 间接鼻咽镜检查

5.1 进行鼻咽检查的医生编号： |　|　|

5.2 鼻咽镜诊断结果： |　|

0＝正常 1＝溃疡 2＝结节 3＝菜花样 4＝浸润癌 5＝其他

5.3 病变部位： |　|

0＝顶壁 1＝顶后壁 3＝右侧壁 4＝左侧壁 5＝前壁 6＝超腔 7＝其他

范围：＿＿＿＿＿＿＿＿＿＿＿＿＿＿＿

6. 纤维鼻咽镜检查

6.1 医生编号： |　|

6.2 检查结果： |　|

0＝正常 1＝炎症 2＝淋巴组织增生 3＝肿瘤 4＝可疑

在下图中记录观察到的在鼻咽最严重的异常病变：

右　　　　　　　　　　左

7. 鼻咽活检

是否进行直接活检：1＝是 0＝否 |　|

8. 病理诊断

8.1 进行病理诊断的医生编号： |　|　|

8.2 病理结果： |　|

0＝阴性 1＝轻度异型增生化生 2＝中度异型增生化生 3＝重度异型增生化生 4＝原位癌 5＝角化鳞状细胞癌 6＝分化型非角化性癌 7＝未分化型非角化癌 8＝腺癌 9＝其他，请注明：＿＿＿＿＿＿＿＿＿

9. 退出检查原因＿＿＿＿＿＿＿＿＿＿

退出检查日期|　|　|　|　|　|　|　|　|

参考文献

[1] BRAY F, FERLAY J, SOERJOMATARAM I, et al. Global cancer statistics 2018: Globocan estimates of incidence and mortality worldwide for 36 cancers in 185 countries [J]. CA Cancer J Clin, 2018, 68(6): 394-

424.

［2］郑荣寿,孙可欣,张思维,等.2015年中国恶性肿瘤流行情况分析[J].中华肿瘤杂志,2019,41(1):19-28.

［3］CAO M,CHEN W. Epidemiology of lung cancer in china [J]. Thorac Cancer ,2019,10(1):3-7.

［4］DETTERBECK FC,BOFFA DJ,KIM AW,et al. The eighth edition lung cancer stage classification [J]. Chest,2017,151(1):193-203.

［5］李兆申,金震东,令狐恩强,等.中国早期结直肠癌筛查流程专家共识意见(2019,上海)[J].中华医学杂志,2019(38):2961-2970.

［6］BRENNER H,STOCK C,HOFFMEISTER M,et al. Effect of screening sigmoidoscopy and screening colonos-copy on colorectal cancer incidence and mortality:systematic review and meta-analysis of randomised con-trolled trials and observational studies[J]. BMJ,2014,348:g2467.

［7］LIN J S,PIPER M A,PERDUE L A,et al. Screening for colorectal cancer:updated evidence report and sys-tematic review for the us preventive services task force[J]. JAMA,2016,315(23):2576-2594.

［8］ZORZI M,FEDELI U,SCHIEVANO E,et al. Impact on colorectal cancer mortality of screening programmes based on the faecal immunochemical test[J]. Gut,2015,64(5):784-790.

［9］IMPERIALE T F,RANSOHOFF D F,ITZKOWITZS H,et al. Multitarget stool DNA testing for colorectal-canc-er screening[J]. N Engl J Med,2014,370(14):1287-1297.

［10］STOOP E M,DE HAAN M C,DE WIJKERSLOOTH T R,et al. Participation and yield of colonoscopy versus non-cathartic CT colonography in population-based screening for colorectal cancer:a randomised controlled trial[J]. Lancet Oncol,2012,13(1):55-64.

［11］REX D K,BOLAND C R,DOMINITZ J A,et al. Colorectal cancer screening:recommendations for physicians and patients from the U. S. multi-society task force on colorectal cancer[J]. Gastroenterology,2017,153(1):307-323.

［12］SUNG J J Y,NG S C,CHAN F K L,et al. An updated Asia Pacific Consensus Recommendations on colorec-tal cancer screening[J]. Gut,2015,64(1):121-132.

［13］WOLF A M D,FONTHAM E T H,CHURCH T R,et al. Colorectal cancer screening for average-risk adults:2018 guideline update from the American Cancer Society[J]. CA Cancer J Clin,2018,68(4):250-281.

［14］ARENDS M J,FUKAYAMA M,KLIMSTRA D S. WHO Classification of tumours of the digestive system,Vol. 1. 5th ed[M]. Lyon:IARC Press,2019:59-104.

［15］DIXON M F. Gastrointestinal epithelial neoplasia:Vienna revisited[J]. Gut,2002,51(1):130-131.

［16］RUGGE M,CORREA P,DIXON M F,et al. Gastric dysplasia:the Padova international classification[J]. Am J Surg Pathol,2000,24(2):167-176.

［17］BEVERS T,HELVIE M,BONACCIO E,et al. Breast cancer screening and diagnosis,version 3. 2018,NCCN clinical practice guidelines in oncology[J]. J Natl Compr Canc Netw,2018,16(11):1362-1389.

［18］中华人民共和国国家卫生健康委员会.乳腺癌诊疗规范(2018年版)[J].肿瘤综合治疗电子杂志,2019,5(3):70-99.

［19］ZENG H,CHEN W,ZHENG R,et al. Changing cancer survival in China during 2003—2015:a pooled analy-sis of 17 population-based cancer registries[J]. Lancet Glob Health,2018,6(5):e555-e567.

［20］MERCADO C. BI-RADS update[J]. Radiol Clin North Am,2014,52(3):481-487.

［21］BRAY F,FERLAY J,SOERJOMATARAM I,et al. Global cancer statistics 2018:GLOBOCAN estimates of incidence and mortality worldwide for 36 cancers in 185 countries[J]. CA Cancer J Clin,2018,68(6):394-424.

［22］安澜,曾红梅,郑荣寿,等.2015年中国肝癌流行情况分析[J].中华肿瘤杂志,2019,41(10):721-727.

［23］ GBD 2017 DALYs and HALE Collaborators. Global,regional,and national disability-adjusted life-years(DA-LYs)for 359 diseases and injuries and healthy life expectancy(HALE)for 195 countries and territories,1990—2017:a systematic analysis for the Global Burden of Disease Study 2017［J］. Lancet,2018,392(10159):1859-1922.

［24］ VALERY P C,LAVERSANNE M,CLARK P J,et al. Projections of primary liver cancer to 2030 in 30 countries worldwide［J］. Hepatology,2018,67(2):600-611.

［25］ FORNER A,REIG M,BRUIX J. Hepatocellular carcinoma［J］. Lancet,2018,391(10127):1301-1314.

［26］ 乔友林,章文华,李凌,等.子宫颈癌筛查方法的横断面比较研究［J］.中国医学科学院学报,2002,24(1):50-53.

［27］ ZHAO F H,LIN M J,CHEN F,et al. Performance of high-risk human papillomavirus DNA testing as a primary screen for cervical cancer:a pooled analysis of individual patient data from 17 population-based studies from China［J］. Lancet Oncol,2010,11(12):1160-1171.

［28］ 中华预防医学会妇女保健分会.子宫颈癌综合防控指南.北京:人民卫生出版社,2017:49-53.

［29］ CHEN Y P,CHAN A T C,LE Q T,et al. Nasopharyngeal carcinoma［J］. Lancet,2019,394(10192):64-80.

［30］ LIU Z W,JI M F,HUANG Q H,et al. Two Epstein-Barr virus-related serologic antibody tests in nasopharyngeal carcinoma screening:results from the initial phase of a cluster randomized controlled trial in Southern China［J］. Am J Epidemiol,2013,177(3):242-250.

［31］ JI M F,SHENG W,CHENG W M,et al. Incidence and mortality of nasopharyngeal carcinoma:interim analysis of a cluster randomized controlled screening trial(PRO-NPC-001)in southern China［J］. Ann Oncol,2019,30(10):1630-1637.

［32］ JI M F,HUANG Q H,YU X,et al. Evaluation of plasma Epstein-Barr virus DNA load to distinguish nasopharyngeal carcinoma patients from healthy high-risk populations in Southern China［J］. Cancer,2014,120(9):1353-1360.

［33］ CHAN K C A,WOO J K S,KING A,et al. Analysis of plasma Epstein-Barr virus DNA to screen for nasopharyngeal cancer［J］. N Engl J Med,2017,377(6):513-522.

第五章

人 群 随 访

癌症筛查项目主要以筛查任务完成率、早诊率、治疗率等临床指标评价,然而,由于大多数开展的项目缺乏随访,筛查的高危人群的最终诊断无从获得。随访率低,失访严重,随访机制不明确,模式未建立,均对中国癌症人群筛查工作的效果评价造成不利影响。肿瘤登记是评价人群癌症防治效果的基础。我国肿瘤登记工作发展迅速,覆盖人群不断增加,数据质量逐年提高。但是,肿瘤登记重点在肿瘤负担的监测,并未在评价防治效果中发挥应有作用,充分发挥肿瘤登记工作在癌症防控中的作用,将有利于癌症筛查效果的综合评估。因此,项目应依托肿瘤登记、死因监测工作基础常规开展筛查人群的随访工作,获取项目参加者的发病、死亡及生存信息,从而客观评价癌症筛查早诊早治效果。随访工作的顺利开展将为我国建立大规模人群筛查队列,开展基于队列的评价、研究,制定经济有效的癌症防控策略提供科学数据。

在癌症筛查项目中,一般开展一年以上项目工作的筛查单位,需对所研究对象进行随访。随访形式分为两种形式,包括主动随访和被动随访。通过与肿瘤登记数据库、死因监测数据库链接等被动随访和主动随访,掌握非筛查诊断的癌症病例,详细调查个案和筛查人群的相关信息。

一、具体实施步骤

癌症筛查项目中,随访流程图具体见图 5-0-1。

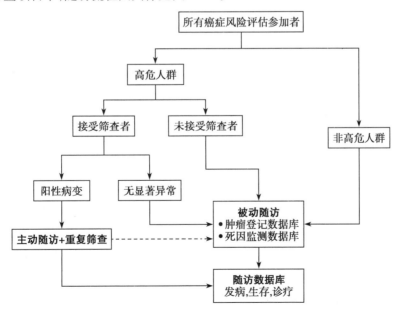

图 5-0-1　随访总体流程图

1. 完善筛查人群基线信息和筛查信息 癌症筛查项目中包含常住正常居民的高危人群问卷评估数据和评估为高危人群后接受临床筛查的数据。项目组对各项目点参加高危人群问卷评估的所有居民数据进行核查及质量控制,各项目点完善人群基线信息和临床筛查信息,并将人群基线信息和临床筛查信息合并链接形成最终数据库。

2. 提取筛查发现阳性病例名单 项目组对临床筛查数据库进行整理,提取经筛查发现的阳性病例(阳性病例的定义参考表 5-0-1),并将所有阳性病例名单发放到各项目点,督促各项目点对阳性病例进一步的诊断。诊断方案可参考第四章。确诊为癌症者,须获取病理诊断、分期等详细信息。

表 5-0-1 阳性病例定义

部位	阳性病变
肺	1. 疑似肺癌; 2. 高危阳性结节,包括:实性和部分实性结节≥8mm,非实性结节≥15mm
肝	1. 疑似肝癌; 2. 探及占位或提示肝占位性病变,除外典型的肝囊肿和肝血管瘤; 3. 乙型肝炎病毒表面抗原阳性者,且 AFP 异常(根据试剂盒实际情况确定)
乳腺	1. BI-RADS 5 类; 2. BI-RADS 4 类
食管	1. 食管癌; 2. 高级别上皮内瘤变
胃	1. 胃癌; 2. 高级别上皮内瘤变
结直肠	1. 结直肠癌; 2. 癌前病变,包括:锯齿状腺瘤、绒毛状腺瘤、腺瘤(≥1cm)和高级别上皮内瘤变

3. 完善肿瘤登记和死因监测数据库 各项目点需收集项目点所在市区癌症登记数据和死因监测数据。对肿瘤登记数据信息的采集尽可能细化到姓名、年龄、性别、家庭住址、身份证号、发病日期、病理诊断、分期。对全死因数据的记录准确到姓名、年龄、性别、家庭住址、身份证号、死亡日期、死亡原因。

4. 数据库匹配 各项目点对所有参与人群(参与问卷调查者)与该地区肿瘤登记数据库和全人口死因监测数据库进行匹配(数据库格式参考附 5-0-1)。获得自项目开展以来所有参与人群新发癌症病例和死亡病例(全死因,包括癌症死因和其他死因)的肿瘤登记与死因信息。每年至少进行 2 次数据库匹配工作。

5. 阳性病例的主动随访 对筛查所检出的阳性病例每年进行一次主动随访,对所有参与人群中发现的阳性病例(包括后续随访发现癌症病例)通过电话、家访、医疗机构病案信息调取查阅等方式进行主动随访,获得每位筛查对象的最终诊断结果与结局信息(见附 5-0-2)。主动随访持续五年,五年后进入被动随访。

6. 阳性病例的重复筛查 阳性病例名单中未诊断为癌者每年接受重复筛查,持续五年(从初次接受筛查日期开始计算),五年后进入被动随访。如果确诊癌症则停止复查,五年内仅作主动随访。重复筛查者计入当年项目筛查工作量,筛查数据录入当年筛查数据库。

二、随访质量控制

质量控制指标如下:

1. 失访率 如连续三次无法成功主动随访,将不再继续随访,定义为失访。要求失访率≤5%。失访率超过5%的社区需提交失访原因分析报告,逐项说明各种失访情况的比例和原因,包括某些信息缺失的原因。

2. 准确率 项目管理平台在临近年度工作结束时从随访结果名单中(包括主动随访与被动随访)自动随机抽取2%的人群,形成待复核名单。现场对该名单内容进行复核,记录准确率。要求准确率≥90%。

$$准确率(\%) = \frac{复核后信息准确例数}{需要复核例数} \times 100\%$$

准确率低于90%的社区,及时查找原因,提高随访质量,提交整改工作报告。

三、随访工作各级筛查单位的职责要求

(一)项目技术指导单位

全面负责随访的组织协调和监督管理,制定项目实施方案并对项目进行评估,对承担项目任务的各项目参加单位进行统一领导和协调管理。负责筛查人群随访工作业务指导;负责编写项目工作手册,组织开展筛查人群随访信息平台使用技术培训;对项目工作进度及数据上报进行质量控制并进行相关督导。

(二)项目省级负责单位

项目省级负责单位根据本辖区实际情况,确定随访工作实施单位,落实相关工作负责人并布置工作;承担辖区内项目实施的组织协调、督导检查和考核工作。

(三)项目点具体任务承担单位

疾病预防控制中心、医院负责随访工作的组织实施、技术指导及监督管理;指定专人负责人群随访工作,并负责各社区待随访人群的分配;负责对本地区随访工作人员进行二次培训。

(四)调查员、医生/社区卫生服务中心

负责对各项目点下发的待随访病例进行随访,安排专职人员对待随访的病例进行随访调查(随访方式可以为电话、入户、派出所、居委会等)、对调查后的数据进行手工填报;在对患者或家属进行访视的过程中,对肿瘤患者及家属进行健康教育和康复指导。

附 5-0-1 被动随访信息表

区县编号：_____

一、基本信息

姓名_____;性别:男□ 女□;年龄:_____岁

身份证号码:□□□□□□□□□□□□□□□□□□

二、肿瘤发病(肿瘤登记库匹配)

是否确诊癌症:是□ 否□

原发部位:_____ ICD-O-3 _____

病理类型:_____ ICD-O-3 _____

首次诊断日期:_____年_____月_____日

临床分期 T _____ N _____ M _____ 0~Ⅰ期□、Ⅱ期□、Ⅲ期□、Ⅳ期□、不详□

病理分期 T _____ N _____ M _____ 0~Ⅰ期□、Ⅱ期□、Ⅲ期□、Ⅳ期□、不详□

诊断依据:1. 临床□;2. X 线、CT、超声、内镜□;3. 手术、尸检(无病理)□;4. 生化、免疫□;5. 细胞学、血片□;6. 病理(继发)□;7. 病理(原发)□;8. 尸检(有病理)□;9. 不详□;0. 死亡补发病□

诊断单位:_____

报告日期:_____年_____月_____日

三、随访信息(全死因库匹配)

最后接触日期:_____年_____月_____日(被动随访日期,或数据库匹配日期)

根本死因:_____ ICD-10 _____ 死亡日期:_____年_____月_____日

调查员:_____

(匹配数据库用,本表仅供参考)

附 5-0-2 主动随访信息记录表
（主动随访时现场填）

区县编号：_____　　　　　　随访时间 20 _____年_____月_____日

一、基本信息

姓名_____;性别:男□　女□;年龄:_____岁

身份证号码:□□□□□□□□□□□□□□□□□□

随访状态:随访到□　失访□

二、肿瘤发病

是否确诊癌症:是□　否□(如否,跳转至三、随访信息部分)

原发部位:_____ ICD-O-3 _____;病理类型:_____ ICD-O-3 _____;

首次诊断日期:_____年_____月_____日;

临床分期T _____ N _____ M _____ 0~Ⅰ期□、Ⅱ期□、Ⅲ期□、Ⅳ期□、不详□

病理分期T _____ N _____ M _____ 0~Ⅰ期□、Ⅱ期□、Ⅲ期□、Ⅳ期□、不详□

诊断依据:1. 临床□;2. X线、CT、超声、内镜□;3. 手术、尸检(无病理)□4. 生化、免疫□;5. 细胞学、血片□;6. 病理(继发)□;7. 病理(原发)□;8. 尸检(有病理)□;9. 不详□;0. 死亡补发病□

诊断单位:_____;报告日期:_____年_____月_____日

三、随访信息

治疗情况:治疗□　未治疗□　不明□(指针对确诊肿瘤的治疗,包括手术、放疗、化疗等)

治疗医院:_____;住院号:_____;

最后接触状态:1. 存活□;2. 死亡□;3. 失访□

最后接触日期:_____年_____月_____日

根本死因:_____ ICD-10 _____ 死亡日期:_____年_____月_____日

调查员:_____

第六章

卫生经济学评价

一、概念与意义

从卫生技术评估的角度,对癌症筛查的系统评价应包括筛查技术或方案的安全性、有效性、经济性和社会性等,其在癌症防控领域日益受到重视和推广。其中经济性的评价一般是应用卫生经济学评价方法,针对不同方案的资源投入和产出,进行比较分析进而选择最优方案。在多种国际癌症筛查指南制定及政府卫生决策中,不但需要考虑筛查的效果,同时需要权衡不同筛查方案的成本消耗。由于不同国家疾病负担及卫生资源存在差异,基于本国人群筛查的卫生经济学评价证据尤为重要。更进一步,当特定癌种筛查方案在全国分析中显示经济有效时,由于区域特征(如疾病特征、经济发展水平、居民健康水平、居民参与程度、卫生服务提供能力等)不同,可能呈现成本效果的异质性;因此,在条件允许时,也可针对特定癌种筛查,开展地方性/区域性的卫生经济学评价,以服务当地癌症防控的相关卫生决策。

二、评价内容

癌症筛查领域的卫生经济学评价目标主要包括特定的筛查技术、筛查方案和筛查项目等,在评价之初要明确目标:①完整的癌症筛查方案需包含筛查对象的年龄范围、初筛阴性者随访间隔、筛查阳性者进一步的分流或诊断流程,以及在确诊后针对不同病变水平推荐的治疗方案等多项内容。②目前国内癌症筛查的卫生经济学评价的研究内容主要集中在初筛技术,其次是适宜筛查间隔和最佳筛查起始年龄等,对于完整筛查方案链上其他因素的评价还较少;而在多年来开展全国性筛查的诸多国家,研究的关注点已行至对于筛查阳性者进一步分流管理的精细化评价阶段。③有国家将特定癌症的筛查或早诊早治项目整体作为评价目标,该类评价需要综合筛查技术本身的效果、筛查方案全流程效果、项目组织管理及相关人群行为等因素作用,评价最终整体呈现的成本消耗和效果。

三、成本与效果

(一) 成本核算

成本核算是指将生产单位在生产经营过程中发生的各种耗费按照一定的对象进行分配和归集,以计算总成本和单位成本。成本核算通常以会计核算为基础,以货币为计算单位。成本核算是成本管理的重要组成部分,对于成本预测和项目决策等存在直接影响。与其他病种干预措施的卫生经济学评价一样,成本核算准确与否也是癌症筛查成本效果评价准确性的关键。不同核算方法各有优劣,即便是被称作"最精准"的微观成本法也存在易漏项问题;病例组合被认为是又一精确的成本核算法,其中又以诊断相关分组应用更广泛;条件许可时可结合使用以取长补短。系统成本核算需考虑针对癌症筛查所开展的宣传发动、相关人员的技术培训、癌症筛查、诊断、治疗、项目督导、评价和监管的全程投入,需考虑人力、设备、耗材等细化消耗,需将人群筛查技术的成本与医院临床常规诊断的成本区别开来,尽可能兼顾项目的直接医疗成本、直接非医疗成本和间接成本等相关内容。

与癌症筛查评价相关的直接医疗成本,一般涉及个体在参加筛查、诊断和治疗的全过程产生的医疗费用。具体到调查方法,该部分内容需要根据筛查诊治行为实际发生的流程,设置成本信息的收集节点:①可以有医院收费系统的批量导出:该方法无法得到院外以往筛查诊治活动的数据,但在调查机构内获得的数据真实可靠;②也可进行筛查个体/患者的面对面访谈:该方法存在回忆偏倚,但可获取其以往相关筛查诊治行为和支出的信息;③还可结合专家咨询获取的全病程筛查诊治活动信息,采用微观成本法,进行更精准的成本核算;该方法实施难度较大,更适合"小而精"的工作模式。

直接非医疗成本主要包括以上活动对应的医疗支出以外的花费,在社区卫生服务中心、医院、药店等机构以外的其他相关费用,如交通、住宿、额外营养支出等。该类成本信息可在个体参加筛查诊治过程中,通过面对面调查或随访电话询问获取。该方法也存在回忆偏移,短期时间跨度(如:近1年)的信息获取会更准确,调查时细化数据容易缺失且离散程度大,现场质控与后期数据核查需加大力度。

此外,也可在评价中考虑间接成本,所谓间接成本是指患者和家庭由于疾病、伤残或死亡造成的劳动时间及生产力损失,比如个体/患者本人投入的时间及其家属亲友的陪护时间等间接投入和包括休学、休工、早亡等造成的患者及家属亲友的工资损失等。

成本确认的范围需要与卫生经济学评价和成本核算的角度一致,一般情况下,可以有全社会角度(国际上多用)、卫生体系角度、医疗机构角度、医疗保障支付方等角度、个体/患者角度。角度不同,成本涉及的内容会有不同。例如,在全社会角度下,所有的直接医疗成本、直接非医疗成本、间接成本都应该被纳入;在卫生体系角度下,应纳入卫生系统内的所有直接医疗成本;在医疗保障支付方角度下,应纳入医保支付范围内的所有直接医疗成本。

当研究时限为1年以上或者搜集到的数据并非同一年时,研究应该对未来的成本或者不是同一年份的成本进行贴现,将其贴现至同一年份。贴现率可使用研究当年的1年期国债收益率或者使用各国指南推荐的贴现率进行研究,并对贴现率进行敏感性分析。

(二)效果、效用测量与经济学评价

卫生经济学评价的经典分析方法,如成本-效果分析和成本-效用分析等也同样可应用于癌症筛查的经济学评价,对应着癌症筛查的不同效果和效用指标。

筛查效果评估的流行病学长期效果指标有死亡率和发病率等,前者也是检验筛查是否经济有效的"金标准",对应的卫生经济学评价主要有每挽救一个生命年的成本;若结合了健康效用/生活质量的概念,则可以有每获得一个质量调整生命年(quality-adjusted life year, QALY)的成本、每避免一个伤残调整生命年(disability-adjusted life year, DALY)的成本等指标,为成本-效用分析。QALY值是在获得研究人群生存时间和健康效用值的基础上获得的。研究人群的生存时间一般通过长期跟踪随访项目癌症患者获得,当短期内无法获得情况下,可以通过已经发表的相关文章获得此类数据(优先推荐参考本国家发表的文献数据)。健康效用值的测量方法包括直接法和间接法,优先推荐使用间接测量法。间接测量法中常用的健康效用量表包括五维度健康量表(EuroQoL 5-dimension, EQ-5D)、六维度健康调查简表

(short-form six-dimensions，SF-6D)等。当没有适用的间接测量工具来获得某些疾病或症状的健康效用值时，可以使用直接测量法。常用的直接测量法包括标准博弈法(standard gamble)、时间权衡法等(time trade-off)等。当短期内无法测量项目癌症患者健康效用值时，同样可以引用已经发表的此类文献。

该类评价的成本-效果(效用)以及其增量成本效果(效用)比(incremental cost-effectiveness ratio，ICER)是主要分析指标，表示目标筛查方案与对照方案的相对成本之差和相对效果(效用)之差的比值，中国目前还没有关于 QALYs 价值的统一标准，根据世界卫生组织推荐意见，ICER 小于 1 倍人均国内生产总值(gross domestic product，GDP)被认为"非常符合成本效果原则(very cost-effective)"或非常经济有效，ICER 介于 1~3 倍人均国内 GDP 之间认为"符合成本效果原则(cost-effective)"或经济有效。该类指标分析需要长期随访数据的支持、前期健康效用值或失能权重数据准备，以及终生癌变风险改变幅度等大量模型假设，方法学上更复杂，存在一定的不确定性。

筛查效果评估目前常用的流行病学短期效果指标有检出率和早诊率等，对应的经济学评价指标可以有：每检出 1 例癌症、1 例早期癌症、1 例癌前病变、1 例早期病变(癌前病变与早期癌症合计)病例的成本。该类指标类似最小成本法的理念，在国外研究中较少见，但在我国目前的横断面筛查评价中更多见，可能是因为数据更易获得。该类指标目前也尚无统一判定界值，前期学者有推荐"发现早期病例的平均费用与人均 GDP 的比值"的指标，以期对癌症和早诊早治工作有初步判定。该系列指标虽未考虑筛查的长期效果，但可进行不同项目、不同癌种和不同筛查方案间的相对比较，能短期获得相对优劣的比较信息以辅助决策。

四、基础评价方法

常用的基础性评价方法至少有两种实现方法或二者结合。

(一) 基于现场的评价

国内目前仍以横断面检出效果的评价最为常见。基于严格随机对照试验开展的癌症筛查经济学评价证据质量高，认可度高，是癌症筛查重要的工作方向，但对预算和设计质量控制要求较高。有条件开展随机对照研究的团队，在立题之初，也越来越多将卫生经济学评价设计在内。

(二) 基于模型的评价

在癌症筛查经济学评价中，模型经常被用来对不同筛查方案的经济性进行比较，主要数据来源于筛查试验，因此也常会出现没有收集到评价所需的所有数据或者数据不完整、缺少长期随访数据等情况。通过模型对疾病的自然转归过程和筛查对于疾病转归过程的影响进行模拟，以此得到不同筛查方案对资源消耗及健康产出的影响。相比长期随访研究，模型研究能更快实现成本-效果评价和长期效果预测，国外研究应用较多，国内研究也逐年增多。该方法一般需要同时考虑疾病自然史模型和筛查干预模型的构建，对于筛查干预模型的研究，有赖于筛查技术准确性、实际人群依从性等数据的支撑。

卫生经济学评价中的模型种类很多，其中比较常用的模型是决策树模型、马尔科夫模型及离散事件模拟模型等。决策树模型是模拟筛查对疾病影响的静态模型，是一个可视的树形结构。模型的构成要素一般包括模型结构、参数及模型假设。模型结构主要通过各癌种患者的健康状态及各种节点进行定义,常见的节点包括决策节点、机会节点以及终止节点。模型的参数主要包括成本类参数、效果和效用类参数、转移概率相关参数。决策树模型一般适用于针对短期的筛查项目开展评价。马尔科夫模型适用于对筛查方案进行长期模拟,是将疾病和筛查方案的时间因素纳入模型进行模拟的动态模型。在该模型中,研究时限被划分为等长的循环周期。根据癌种不同,患者被定义划分为不同的有限个健康状态,模拟过程中每个患者在每个周期内都只能处于其中一个健康状态。用初始概率定义模拟开始时患者在各状态的人数分布情况,并使用转移概率定义每个周期内患者从一个状态转移至另一个状态的可能性。通过长期的模拟及迭代计算整个筛查时限内的总成本及总产出。

只有基于人群特异性的模型,其评价结果才能够更好地回答本土问题。目前的主要困难在于基于我国人群的癌症队列数据较少,使得各癌种从健康发展为癌前病变再到癌症的疾病自然史数据极其有限。这也成为构建我国人群特异性模型的难点所在。对此,较有效的解决方法是应用系统综述的方法在全球范围内对癌症队列的原创流行病学研究结果进行系统归纳,同时也对国外类似模型研究的健康状态设置和参数进行归类提取。当然,最终仍要回到我国当下临床和公共卫生筛查项目主要应用的癌症及其癌前病变的分期分类系统以进行对接和多维度模型调试。

五、不确定性及差异性分析

卫生经济学评价中的不确定性主要来自于如下三个方面:方法学不确定性、参数不确定性以及模型的不确定性。第一,卫生经济学当中很多评价方法没有完全统一,如研究角度、贴现等。第二,所使用的参数也存在不确定性,这是由于抽样误差引起的,抽样的方式、样本量的大小等都会影响样本的代表性,导致误差的存在。第三,研究使用模型的类型、模型结构设置、模型假设等的差异,都会导致结果的变化。

方法学及模型的差异性常采用情景分析,研究者明确定义不同情境下的分析方法、研究假设、模型结构等,并且要对不同情景之间结果的差异进行解释。参数的不确定性可以使用单因素、多因素等确定性敏感性分析,也可以采用蒙特卡洛模拟法进行概率敏感性分析。实际采用哪种分析方法由研究的具体情况来决定。

六、其他相关信息获取与评价

(一) 癌症疾病负担的基线数据与动态监测

主要是癌症的发病率和死亡率。既往的人群癌症发病率和死亡率可通过肿瘤登记系统获得(若当地有)。但对于前瞻性现场评价,该类指标(包括生存率)有赖于长期随访观察,大部分项目因周期时间限制难以做到。短期内更易观察到的是干预后癌症分期的改变,即早期癌症在所有检出癌症中的比例在筛查干预前后有否增高,但我国目前大部分癌种还少有该类全国多中心大样本数据。

(二) 癌症经济负担的基线数据与动态监测

若干预前的癌症经济负担基线状态不清,干预效果的评价也将难以对照评判。此外,评价筛查干预实施前的癌症经济负担还具有其他重要意义:可掌握特定癌种对社会经济的影响、对个体家庭的影响等。与成本概念类似,经济负担包括直接医疗和直接非医疗经济负担、间接经济负担等;在特定评价角度下,经济负担与成本概念有时相同。

（三） 人群行为观察与干预

人群行为对癌症筛查项目的整体效果所产生的影响,与筛查技术的准确性一样至关重要。筛查流程各环节都可能发生,包括初筛参与率、二筛或诊断依从率、治疗率、实际治疗与指南或规范的符合率、随访率等;以上数据的整体情况,甚至不同年龄段、不同性别等亚组人群细化数据的获取,都将有助于更精准的筛查经济学评价,也将提示筛查方案的组织优化和干预方向。

（四） 优先癌种分析

在预算有限、不允许同时大范围推行多个癌种的人群筛查时,可能需要进行优先癌种分析:从卫生经济学效果、疾病负担降低效果、预算影响、公平性等角度,综合判断是否启动或继续推行某癌种的筛查,以及推行覆盖人数多少等实际决策。

七、实践案例介绍

城市癌症早诊早治项目(以下简称"城癌项目")为 2012 年启动的国家重大公共卫生服务项目,该项目的目标癌种为我国城市人群常见的五类六种癌症:肺癌、上消化道癌(包括食管癌和胃癌)、乳腺癌、结直肠癌和肝癌。目前,该项目已覆盖全国 29 个省(自治区、直辖市)的 400 多万人口,筛查对象为 45~74 岁的当地户籍人口(初期为 40~69 岁当地户籍和常住人口)。项目提供的主要干预措施为基于社区的问卷高危风险评估,评估阳性者再行临床筛查。该项目在启动之初便设立了卫生经济学评价板块,对城癌项目本身、项目涉及的筛查方案及具有前景的筛查方案,开展系统性卫生经济学评价,其总体目标是为我国将来开展大范围的癌症筛查和早诊早治工作提供有助于卫生决策的科学依据。城癌项目卫生经济学评价部分目前开展了多项现场专题调查,包括癌症费用支出分析、可持续性评估、肿瘤防控健康素养调查、不同风险度亚组人群多中心经济学随访等。这些数据对我国癌症经济负担等进行了"摸底"调查,也为后续的癌症筛查等预防干预评价工作提供了重要的基线信息。

▌ 参考文献

[1] 赵琨,隋宾艳,郭武栋,等.卫生技术评估的国际经验及启示[J].中国卫生经济,2012,31(2):87-89.

[2] 孟庆跃.卫生经济学[M].北京:人民卫生出版社,2013.

[3] 董志伟,乔友林,王贵齐,等.癌症早诊早治的评价[J].中华肿瘤杂志,2012,34(8):637-640.

[4] 赵琨.卫生技术评估与卫生政策评价——理论与方法篇[M].北京:人民卫生出版社,2015.

[5] 代敏,石菊芳,李霓.中国城市癌症早诊早治项目设计及预期目标[J].中华预防医学杂志,2013,47(2):179-182.

[6] 陈万青,李霓,石菊芳,等.中国城市癌症早诊早治项目进展[J].中国肿瘤,2019,28(1):23-25.

第七章

数据和样本管理

癌症筛查项目的数据主要来源于现场调查和长期随访监测。现场调查可综合采用问卷调查、体格测量、生物样本采集等方法收集暴露数据。长期随访监测可通过重复调查、常规监测和社区定向监测等方法获取结局数据。癌症筛查项目常涉及大样本人群,涵盖个人身份识别信息、个人生活习惯信息、身体状况及疾病信息以及社会、经济、环境等与健康相关领域的多维度海量数据。内容丰富、来源多样的数据,不仅对数据的规范、准确化处理提出了较高要求,还涉及到多源数据的整合和利用。由于涉及调查地域广阔、人数众多,癌症筛查项目通常需要使用数据管理平台接入数据库。数据库作为重要信息的承载主体,存储着海量隐私数据及业务数据,其安全性和稳定性不仅直接关系到项目工作的正常运行,更关系到项目参与人群的隐私保护。本章节就如何规范化收集上报数据,建立标准化数据库并对数据库进行安全管理展开论述。

第一节　数　据　管　理

一、数据收集及上报

（一）基本要求

由技术指导单位全面负责统筹规划、组织协调和监督管理,制定具体实施方案并对执行进度进行评估;统一领导各参加单位并根据实际需求进行协调;统一培训现场调查人员及承担筛查的医务人员并提供后续的业务指导;跟踪数据收集进度,检测数据质量并对现场工作进行相关督导。

（二）数据收集

现场调查人员应明确研究目的,经过统一培训,熟练掌握问卷调查的各项基本技巧。临床筛查应由具备癌症诊断和治疗能力的肿瘤专科医院或具有肿瘤科的综合性医院承担,承担筛查的医务人员应满足资历要求,且经过统一培训。

（三）数据上报

1. 建立筛查数据管理平台　现场调查人员及筛查医院将筛查数据运输至数据管理平台,并与项目指导单位数据平台进行对接,实现高危人群筛查数据信息的全流程管理。

2. 建立影像系统接口　将筛查数据管理平台与影像系统 PACS 数据对接,进行自动传输,可避免硬盘传输过程中的的数据丢失隐患,实现筛查相关影像数据的实时接收和复核。

3. 建立生物样本信息管理系统　通过生物样本 ID 与患者评估筛查信息关联,并与项目指导单位样本信息系统进行对接,实现全周期、全链条的的生物样本数据管理。

二、标准化数据库的建立

（一）数据标准化

1. 基本要求　对研究数据进行标准化的目的，是为了保证数据集内部的一致，也是为了便于数据集间的整合。对数据的标准化处理应满足如下要求：

（1）一致性：即数据集或数据库内部的标准（如：变量定义、格式、单位、取值精度、编码规则等）应保持一致。

（2）通用性：即数据与其他外部数据的标准应尽量保持一致，宜参考或使用现行或通用的卫生相关数据集标准，尤其是需要与外部数据进行链接时。

（3）易用性：即标准化之后的数据应尽量清晰易懂，并且方便进行进一步的数据清理、整合与分析。

2. 实施过程

（1）数据标准化之前，应制定详细的数据处理计划，其中应包括：①原始数据的来源、性质、内容；②数据库的设计方案；③准备处理的文件和变量，以及相应的标准化处理方案；④准备生成的新变量和生成方法；⑤准备予以编码的变量，以及编码方式。

（2）按照数据处理方案，对数据文件进行标准化处理，并且详细记录每一步的处理方法与结果。

（3）数据处理完成后，应准备详细的说明文件，对标准化之后的数据予以必要的说明与解释。

（4）数据处理过程中，应尽量保存原始数据或每一个步骤的中间数据，以备回顾和检查。

3. 数据库设计

（1）当研究使用关系型数据库来储存数据时，应在数据收集之前设计数据库。

（2）数据库设计既要满足研究需要，又要尽量做到精简、避免重复。设计应符合关系型数据库的第三范式，基本要求包括：①将不同种类的数据存放于不同的位置，如基线调查数据与随访数据；②数据之间能够建立关联；③不重复存放冗余的数据；④命名清晰易懂，并且保持一致。

4. 数据类型标准化　应将收集到的数据（变量）设置为适当的类型。此类数据通常为结构化数据，类型一般包括数值、字符串和日期/时间 3 种，适用于标准化的数据分别是：

（1）数值型：数值型适用于各类计量的变量，例如定量的检查指标、计数的项目等；数值型变量可进一步按照是否保留小数位数，分为整数型和小数型两类，其适用的数据如下：

1）整数型：适用于计数的项目，例如子女的个数；

2）小数型：适用于精确度要求较高，需要保留小数位数的项目，如体重；或通过对整数的计算而生成项目，如体重指数。

对于一些将定性项目分类编码后的变量，出于易用性的考虑，可设置成数值型。例如，将男性和女性分别编码为 0 和 1 后，该编码可设置成数值型，并在编码字典中设置相应的标签。具体参见"7. 标准编码"。

（2）字符串型：字符串型适用于除定量项目外，各类文字描述，或定性表示的变量，例如姓名、地址等；对于一些将定性项目分类编码后的变量，应设置为字符串。例如，将全国的省份分别编码之后,该编码应设置成字符串。

(3) 日期/时间型:日期/时间型适用于所有表示日期或时间的变量,如出生日期、检查时间等;日期/时间型可进一步按照是否保留日期和时间这2个成分,分为日期型、时间型和日期/时间型3类,其适用的数据分别是:

1) 日期型:适用于仅需要考虑日期,不需考虑时间的变量;

2) 时间型:适用于仅需考虑时间,不需考虑日期的变量;

3) 日期/时间型:适用于需要同时考虑日期和时间的变量。

5. 数据格式和值的标准化　根据研究需要,将数据的格式和值设置为统一的格式。

(1) 对于有单位的计量变量,应将取值转化成通用单位下的值。例如质量统一转化为公斤,长度统一转化为米;

(2) 对于小数型变量,应将取值转化为统一的小数位数;

(3) 对于日期/时间变量,应转化成统一的格式,如 YYYY/MM/DDHH:MM:SS;

(4) 对于文本型的数据,宜使用统一的术语与形式。例如地址,宜统一转化为"××省××市××区××街××号"的形式;有多种名称的疾病,采用统一的名称。

6. 用标准方式生成新变量　对于需要通过计算而生成的新变量,应采用标准或通用的方式或公式。例如,对于体重指数,其计算方法是体重(kg)除以身高(m)的平方。

7. 标准编码

(1) 对于分类变量,宜予以编码,即用号码来代表相应的类别;

(2) 编码方法应保持一致。可自行制定编码规则和方法,也可采用一些通用的标准编码。例如,对于疾病,可采用国际疾病分类(International Classification of Diseases,ICD)进行编码;

(3) 编码完成后,宜设置相应的值标签,或者建立编码字典。

(二) 数据清理及质控

多来源的数据经标准化后,还应进行数据清理及质控,保证数据符合规范性、完整性和准确性等质量要求。数据清理及质控流程可分为数据检查、问题处置和统计学监测等环节。

1. 数据检查

(1) 规范性核查:应对数据文件和变量属性进行规范性评价,核查其是否符合现行的成本研究制定的数据标准、规范或要求。若数据已经过标准化处理,则可省略此步骤。

(2) 完整性核查:应对数据集的样本量和变量信息进行完整性评价,识别缺失数据。缺失类型如下:①记录缺失:除外重复数据,应核查数据集的实际样本量或记录数与应获取数目是否相同;②变量缺失:除外重复变量,应核查数据集中已有变量数是否少于应获取的变量数;③变量值缺失:应核查数据集中特定单元格是否存在信息缺失。

(3) 唯一性核查:应对数据集内或数据集间的研究变量或有效记录进行唯一性评价,可核查数据集内或数据集间不同研究对象的个体唯一性标识和有效记录是否重复。

(4) 一致性核查:应对不同数据集间的一致性进行评价。可核查现场调查与长期随访监测数据集间的个体唯一性标识以及数据标准是否一致。

(5) 准确性核查:应对数据内容的准确性进行评价,及时发现并纠正可识别的异常值或错误。

(6) 逻辑性核查:应对数据集内或数据集间的数据逻辑性进行评价,及时识别并纠正冲突值。

2. 问题处置

（1）补遗：存在缺失、异常值和错误的数据应经工作人员核实，并根据实际情况再次收集或重新测量这部分信息。

（2）订正：不规范数据应依据统一的数据集标准进行订正；对于异常、错误或逻辑冲突的数据，应经工作人员核实或再次收集该部分信息后在数据库中订正。

（3）去重：重复数据应经工作人员核实，并选择性删除其中一条记录。

（4）标准化及数据整合：对于多来源数据或不规范数据，应首先进行数据标准化及数据整合，见本节中"二、标准化数据库的建立"。

（5）保留：存在缺失数据无法填补或重复数据无法核实等暂时不可修改的问题时，应当记录并保留所有问题数据，在再次调查或随访时进行数据收集和确认，分批次处理上述问题。对于一些特殊问题，宜在条件许可或具备问题处理能力时开展专项调查，从根本上解决问题。

3. 统计学监测

（1）监测内容：为及时了解数据质量及数据库动态，应在数据清理的过程中定期进行统计学监测。统计学监测主要通过绘制数据获取进度图/表、数据分布图/表以及综合运用统计学分析方法对收集的数据进行分析和比较，识别可能存在的问题，及时向现场工作人员反馈，以提高研究的数据质量。监测内容包括数据获取进度、样本量及数据质量等情况。

（2）监测方法

1）数据获取进度图/表：现场调查和长期随访监测过程中，应根据实际情况设定数据上报时限，并绘制数据获取进度图/表，及时记录每次数据的获取日期及样本量，便于掌握研究的工作进度和数据获取动态。

2）数据质控图：数据清理过程中，宜绘制适宜的质控图，客观地评价数据分布情况，实现统计异常的可视化。可选择散点图、直方图、折线图等方式，从以下五个方面展示数据分布特性，便于监测数据质量：①数据中心值的集中位置；②数据分布对称与否；③数据是否遵循特定分布规律；④数据分布中的峰形及峰值；⑤数据中的离群值。

3）逻辑检查：数据清理过程中，可通过计算均值或中位数、标准差、构成比、变异系数等统计学指标反映数据的分布情况和离散程度，识别数据中的异常值；通过缺失值和重复数据分析，了解数据集中缺失和重复数据的分布特征。每次数据清理完成后，应建立核查问题汇总表，可从规范性、完整性、唯一性、一致性、准确性和逻辑性等方面记录数据集中存在的相应问题，及时向现场工作人员反馈，采取相应的问题处置方法。

（3）指标选择

1）准时率：即在规定时限内提交的数据集数目占所有提交数据集的百分比。依据数据获取进度图/表，可计算每次数据提交的准时率。当数据提交的准时率较低时，应及时联系现场工作人员，跟进现场调查或随访监测的进展，了解数据获取过程中存在的问题，给出相应的解决方法。必要时宜适当调整数据获取方案，保证数据可以准时提交。

2）应答率及获取率：应答率是指所有被抽中的合格研究对象中有效参与调查研究的对象所占的比例。获取率是指该项调查中实际获取样本量占计划获取样本量的比例。依据数据获取进度图/表，可在调查过程中及时监测研究对象的应答率或数据获取率，以掌握数据的样本变化情况和调查质量情况。

3）失访率：研究中，失访是指户口已迁出调查区域，且经查找仍无法得知去向，或虽有明确下落，但无法进行长期随访监测（如户口搬迁到外地等）的研究对象。当年研究人群的失访率，即为当年报告确认失访人数占同年随访人数的比例。研究应长期动态地追踪研究对象的失访情况，以准确掌握人群的变化情况。

4）监测频度：研究人员应依据调查方案和实际情况合理设定监测频度。

4. 数据整合与开发

（1）基本内容：数据整合，就是通过个体唯一性标识将大量的结构化数据和非结构化数据整合到标准数据库的过程。

1）结构化数据的整合：常见的结构化数据形式包括现场调查数据和长期随访数据，通常具有较高的质量。数据整合过程需注意研究对象敏感信息和一般信息的区分，并与数据库中已有数据集建立连接。

2）非结构化数据的整合：非结构化数据非常丰富，例如影像检查照片、录音文件等，推荐的整合形式有两种：①只保存原始文件和资料，并与已有的数据集建立链接；②在保存原始文件和资料的基础上，提取关键信息以结构化数据的形式整合到数据库。

（2）基本过程：数据整合建议进行分步骤、分阶段管理，来应对项目实施的不同时期、不同阶段的数据管理需求。推荐将数据转化和整合过程分成四个阶段。①实时数据环境：存储和管理研究不同环节获取的实时、动态的原始信息，主要是用于项目现场运行和日常管理，数据需要进一步处理或清理才能用于研究。②数据开发环境：在实时数据环境的基础上进一步整合其他离线数据和非结构化数据文件，该环境主要用于数据清理和整合。③数据分析环境：在数据管理人员、研究者和IT人员协作下，对相关数据进行处理形成统一的新变量用于后续的分析研究，例如计算量表得分、确定疾病诊断、衍生暴露综合变量等。在该阶段的环境中必须注意研究对象的隐私保护，去除研究对象的个人敏感信息。④数据分析固定环境：定期将数据分析环境形成固定版本，供研究团队内部和/或外部人员使用。数据分析固定环境须采用合适的数据格式、并配备必要的说明文档和数据使用协议，尤其强调研究对象的隐私保护和数据安全。

5. 数据处理记录与报告　数据处理可分为数据标准化、数据清理及质控和数据整合三个阶段，每个阶段任何涉及数据库的维护、更新、验证全历程的操作，都应详细记录数据处理过程、依据和结果。如有条件，宜对数据全过程做留痕处理，以便事后进行审计追责。数据处理结束后，应对数据处理工作和结果进行报告与评价。

（1）计划：数据收集后，应立即备份原始数据，登记数据提交日期、文件名称及类型、样本量等基本信息，合理制定数据处理计划。数据处理计划宜从数据标准化、数据清理及质控和数据整合三个方面规定数据处理的目的、基本原则和具体流程。

（2）执行记录：为确保数据处理工作的质量和可重复性，应严格执行数据处理计划，记录各阶段的执行时间、操作步骤、执行结果和其他关键信息。研究设计阶段，应记录数据库的建设框架和数据标准化过程。数据清理及质控阶段，应依据数据清理方案，记录数据清理及质控步骤，及时备份原始数据和必要文件。进行数据整合和开发时，应准备不同数据版本的更新日志和发布说明。

如因特定原因无法按原计划执行，经研究人员商议后，可合理修改数据处理计划，并按照新的计划开展后续工作。

（3）报告和存档数据处理工作完成后,应进行工作总结,报告数据处理各阶段的结果、可能存在的问题和相应解决办法,并且将原始数据、处理后数据以及必要文件进行归纳存档。

三、数据安全管理

数据隐私保护

1. 一般要求　数据隐私保护是对研究中采集、产生、储存和利用等覆盖数据生存周期的全过程的数据信息实施符合安全等级的保护原则,包括:落实安全管理制度,制定安全规划;评估数据隐私级别及暴露风险;制定、选择并落实安全策略;保证维护支持;人员安全教育及管理等。

2. 数据隐私的类型　研究主办机构作为数据信息保护的责任主体,应全面评估收集信息的安全层次,本着"收集者即负责者"的基本原则,对不同层面的数据隐私保护要执行差别化管理,对直接个人信息、个人隐私信息等敏感数据应进行加密处理。

（1）研究收集的隐私数据包括:直接个人信息,如姓名、籍贯、性别、婚姻、出生日期、民族等信息及间接个人信息如身高、体重、个人生活习惯、疾病史、收入、生理心理状态、宗教信仰等,均应受到隐私保护;

（2）两个及以上个人信息相关联时的信息安全保护等级应高于任何单一信息;

（3）应注意妥善保管研究中收集的纸质材料,如知情同意书、登记表、各类疾病报告卡片、纸质问卷等,避免数据隐私泄露;

（4）应采用多种技术手段保护电子调查资料数据的安全性。

3. 数据隐私参与角色　研究的数据保护者根据角色分工可分为数据控制者及数据处理者,需区分其不同角色的工作性质,制定针对性隐私保护策略制定相应的工作方案。

（1）数据控制者:研究的数据控制者应该包括研究的设计者及管理者,该角色的职责包括:①依据国家相应法律法规,讨论并决定预期安全保护目标,确定适宜的安全保护等级,实施适当的技术方案和组织措施,包括研究设计的整理构架对于数据隐私保护的影响,以确定处理手段和处理隐私数据策略;②秉承数据保护原则的目的,选择必要的保障措施,如数据加密、数据匿名化、数据最小化、数据脱敏、分布式隐私保护等,以符合法律要求,最大限度地保护数据主体及人群的权利。

（2）数据处理者:研究的数据处理者指参与研究且存在接触隐私数据机会的工作人员、合作方人员等,对该角色的要求包括:①未经控制者授权同意,不得对数据进行处理、转移;②用数据进行分析时只能在指定的电脑上进行,或通过个人账号密码登录服务器进行,不应使用个人电脑进行数据处理;③及时发现数据泄露的风险,并向数据控制者报告,协助数据控制者进行相应的补救措施。

4. 数据隐私环节　研究主办机构应根据伦理学的要求和现场工作的实践,通过加密和其他安全措施,保护受试者的基本利益。应根据其数据隐私保护工作环节分为研究设计、现场调查和数据处理三个阶段:

（1）研究设计:不同的研究设计决定了采用不同的隐私保护技术,数据控制者应全面考虑数据的储存、使用和管理方式,制定合理的数据隐私保护策略和具体实施方案。为其合理选择风险防范措施提供真实可靠的依据:①研究设计应采取措施提高纸质资料的保密性、降低单机版数据录入程序及数据库在多终端的泄露风险;②研究设计应将直接个人信息与间接个人信息分离,调查问卷不得呈现直接个人信息,可使用研究编码进行链接,避免因问卷遗失造成的个人信息泄露。

(2) 现场调查

1) 知情同意授权:数据采集人员应向研究对象提供其接受调查必需的所有信息,通过完整充分地说明和介绍,对研究对象的有关询问进行全面必要的回答和解释,使研究对象全面了解需调查的内容及隐私数据安全性保证。

数据采集应在研究对象填写知情同意书、信息收集合法化后开始执行。知情同意书保存期限不应短于研究开展时限。

2) 纸质调查形式:数据采集人员需谨守职业道德,不应对外泄露研究对象隐私,纸质调查形式还应遵循以下数据隐私保护原则:①妥善保管纸质调查问卷和各种记录表格,调查完成后及时回收保存,不得造成信息泄露;②纸质调查问卷需匿名化处理;③不应对纸质问卷进行复印、翻拍;④保存完毕后根据相应保存制度及保密程度进行妥善销毁。

3) 电子化调查形式:①应确保信息采集的电子终端设备为授权设备且仅用于调查工作,不得使用非授权设备进行调查;②终端设备硬盘应经过软件进行全盘加密及相应权限设置,避免设备遗失及误操作造成数据损失;③终端设备应启用防火墙和防毒软件,并进行硬盘加密,以防设备丢失导致数据泄露;④终端设备如需安装非调查用的第三方软件和连接网络,应经专业人士评定其风险性;⑤数据经过移动终端安装的调查数据采集软件录入后,应为加密格式保存,不得在终端设备上以未加密的形式保存隐私数据。

(3) 数据处理

1) 数据处理活动的记录:每一位接触数据的人员,应当依其职责保持处理活动的记录。具体记录应包括以下所有信息:①控制者以及联合控制者、控制者代理人和数据保护员的姓名和联系信息;②处理的目的;③数据主体的类别和个人数据的分类的描述;④申请的变量记录表。

2) 隐私数据管理策略:数据控制者、处理者应当执行合适的技术措施和有组织性的措施来保证合理应对风险的安全水平,制定符合本研究特性的隐私数据存储、使用、交换及发布相关操作规程要求,包括以下方面:①数据控制者应根据其不同的数据性质按照信息安全等级制定相应的保护定级策略,隐私性数据安全保护等级原则上不应低于第三级;②数据处理者应根据其不同的工作内容得到差异化的授权;③隐私数据的储存应由专人管理,数据文件形式及数据库形式都应根据其相应的存储特性进行处理,非电子数据形式应保证其纸质资料的安全性;④个人隐私数据仅限于本研究项目使用,进行交换及发布时应经过匿名化和加密处理;⑤应识别用于收集数据的动态数据库及用于研究分析的静态数据库的不同权限并进行相应管理;⑥应保持数据库系统持续的保密性、完整性、可用性以及弹性的能力;⑦在发生自然事故或者技术事故的情况下,保证存储有用信息以及及时获取个人信息的能力;⑧定期对测试、访问、评估技术性措施以及组织性措施的有效性进行处理,力求确保处理过程的安全性;⑨安全账户的等级评估应当尤其重视处理过程中的风险问题,特别是抵御意外和非法销毁、损失、变更、未经授权披露或者是个人数据的传送、存储和处理过程中的风险;⑩考虑通过去中心化的分布式节点储存方式代替中心数据库以便提高安全保护等级。

3) 隐私数据保护技术:数据控制者处理者使用以下技术,对数据进行隐私保护:①基于数据失真的技术:通过添加噪声、随机化、阻塞与凝聚、差分隐私保护等方法,使敏感数据失真但同时保持某些数据或数据属性不变,仍然可以保持某些统计方面的性质;②基于数据加密的技术:采用安全多方计算(security multi-party computation,SMC)、分布式匿名化等加密技术在数据挖掘过程中隐藏敏感数据;③基于限制发布的技术:有选择地发布原始数据,不发布或者发布精度较低的敏感数据,实现隐私保护。

(4)数据分析:数据完成处理后,交由数据分析者进行科研分析,为保证数据分析阶段数据隐私保护的安全性,应做到以下几方面:①做好数据分析活动的记录;②数据分析者应签署相关保密协议以确保数据安全及不试图进行研究对象的身份确认;③数据使用者不应直接接触隐私数据,数据处理者负责向其提供相应的数据;④数据应去除个人隐私数据的相关变量,所有研究对象的ID号应该进行数据脱敏以匿名化;⑤提供给数据分析者的所有数据应经过安全渠道进行传递;⑥分析数据库应存放在安全介质,数据分析者对其全权负责。

四、数据库安全稳定性管理

(一)数据库安全的原则

1. 全面覆盖原则   从信息采集生成、存储备份、分析处理、共享使用、传输发布,到销毁清除等数据生命周期中的不同阶段,有针对性地提出安全管理规范和部署技术措施。

2. 分级保护原则   不同的数据其来源、内容、用途存在很大差异,数据保护的需求也有所不同。对不同级别和类型的数据,在数据存储、数据共享、数据加密、数据销毁的环节应采取不同的措施。

3. 审计追责原则   对数据的全部操作和访问操作都应该记录操作员和访问者的身份信息,并对对数据的访问行为进行审计,任何对数据操作和访问行为都应该可以追溯到个人。

4. 守法合规原则   数据库安全防护应严格遵守网络安全法以及相关的法律法规。

(二)数据库安全的策略

大型人群研究应将数据库安全工作放在信息安全防护体系的核心位置,避免受到外部攻击者攻击。数据库自身应具备充分的安全措施,能够抵御并发现入侵者。为了保证数据库安全,宜从物理安全、网络安全、服务器安全和数据库安全四个层次进行以下操作。

1. 物理安全   数据库物理安全的基本要求包括:

(1)应控制数据、电脑、媒介或拷贝材料的建筑、房间、橱柜的使用权;在仓库中记录删除、访问的媒介或拷贝材料。

(2)保证存储媒介的安全,存储安全包括物理安全、网络安全和计算机系统和文件的安全,以防止未经授权的访问或不需要的数据更改、信息的泄露或销毁。存储介质的质量和相关的数据读取设备的可用性需保证数据的可访问性,应保证存储介质质量可靠。

(3)仅在特殊情况下传输敏感数据,向计算机制造商提供包含敏感数据的故障硬盘可能会导致安全问题。

(4)数据文件应设定适宜的频率复制到新存储媒介上。

(5)任何存储数据,即使是短期项目,都应包含至少两种不同的存储形式,例如硬盘驱动器和高密度数字视频光盘(digital video disc,DVD),应定期检查数据完整性。

(6)存储数据的地区和房间应经过严格考察,无论是储存数码或非数码资料、光或磁存储介质,应保证存储的物理环境微气候适宜且无发生自然灾害的危险。印刷的材料和照片易受阳光和酸的影响,应选取优质材料,如无酸纸、不生锈的回形针文件夹和盒子等。

2. 网络安全   数据库网络安全应根据的基本要求包括:

（1）不应在服务器连接到外部网络的计算机上存储包含个人信息的敏感数据，特别是主机服务器。

（2）应利用数据库漏洞扫描系统扫描数据库，给出数据库的安全评估结果，暴露当前数据库系统的安全问题。

（3）应利用专业的安全软件扫描应用系统，发现应用漏洞，及时修补。

（4）管理者宜模拟攻击者攻击，对数据库进行探测性分析，重点检查对象权限是否越权等，并收集应用系统漏洞和数据库漏洞。

（5）应检查端口是否安全、访问协议是否安全。

（6）应采用信任 IP 访问，通过设置入站规则或防火墙来限制数据库访问的信任。

（7）应加强防火墙保护和与安全相关的升级和补丁操作系统，防御病毒和恶意代码的攻击。

3. 服务器的安全　是指服务器上的操作系统的安全及保护服务器所采用的防火墙安全软件的安全，应确保数据库服务器及应用服务器相对独立，且由于服务器硬件导致的系统崩溃、磁盘损坏的概率较大，宜建立自有机房，或租用专业机房、云服务器。以下为服务器应采用的各方面安全策略，同时凡是接入局域网的终端设备也应该采用相同的安全策略。

（1）操作系统的安全：操作系统包括服务器系统及所有纳入服务器局域网络内可以与服务器进行交互的终端操作系统，具体应做到以下安全策略：①应安装正版的操作软件，包括数据库操作系统，如 SQL Server；②应对补丁进行定期升级更新；③操作系统宜采取最少应用软件安装原则；④操作系统的账户管理应采取以下策略：禁用超级用户，停用访客 Guest 账户，禁止远程访问；去除所有测试账户、共享账户和普通账户；对用户组策略设置相应的权限，并且经常检查系统账户，删除不用账户；⑤应减少使用管理员账户登录的频率，以免被某些软件窥探到；⑥应制定密码策略，设置密码的最小值、使用期限，重命名管理员账户，并为其设置高强度密码，包括大小写英文字符、数字、特殊字符等，并定期更换；⑦应安装防火墙，启用 Windows 系统自带的防火墙或者安装第三方专业防火墙，不应直接进行外网连接；⑧应安装正版杀毒软件，并保持一定频率的病毒库升级和全盘查杀。

（2）文件的安全：对于服务器及终端机保存的文件，应采用以下方式进行安全保护：①通过线路-交互式不间断电源（uninterruptible power supply，UPS）系统保护服务器；②实现对数据文件的密码保护和控制访问，例如"禁止访问""只读""读写"或"管理员权限"；③对文件、文件夹或整个硬盘加密的访问控制；④将共享文件的权限设置为授权用户，避免任何有权进入网络的用户能够访问这些共享文件；⑤在未加密前不通过电子邮件或其他文件传输方式发送个人或机密数据；⑥在需要时以统一的方式销毁数据、删除文件和重新格式化硬盘驱动器；⑦对机密数据的管理人员或用户实施保密协议；⑧对于包含个人或敏感信息的数据，应尽量避免云存储。

4. 数据库安全

（1）数据库备份：数据库备份可对数据库或事务日志进行复制，当系统、磁盘或数据库文件丢失时可以用备份文件进行恢复，防止数据丢失，常见的数据备份分为完整备份、差异备份和事务日志备份，应根据数据库需求应用不同策略。数据库备份执行时应采用以下策略：①宜备份整个系统而不是指定文件，内容包括用户表、系统表、索引、视图和存储过程的所有数据库对象；②每次更改数据之后应备份或定期进行备份，可使用自动备份程序来备份频繁使用的和关键的数据文件;③主拷贝的备份应为适合长期数字保存的文件格式,即开放或标准格式,而不是私有格式;④包含个人信息的数据,不宜过多备份,可保留主文件和一个备份副本,并对数据进行加密;⑤备份频率:原则是尽可能地减少数据损失,对于普通数据可一天一次,重要数据应提高备份频率,对于大型数据库,宜采用差异备份;⑥备份文件存储媒介的选择取决于文件的数量、数据类型和备份方法,宜选用合适的安全介质进行存储。

(2) 数据库加密:数据库库内加密可以保障数据库安全和数据安全,加密不应影响数据库性能,可对特定列进行列级加密,或对整库进行数据库级加密。加密应满足以下要求:①加密可用于安全存储和发送文件;②为保证数据安全,任何包含敏感信息和数据的数字文件或文件夹都应加密,如研究人群的身份证号、姓名、家庭住址、联系方式等,个人信息可直接从数据文件中删除,并在更严格的安全措施下单独存储;③加密类型和级别与受保护的数据的敏感程度相对应;④密钥应储存安全,密钥管理机制应方便可靠。

(3) 数据库分类:由于要实时更新,数据库还应做以下分类设置:①科研分析前应对实时数据库进行清理,生成不同的数据库(实时数据库、镜像分析数据库等)以实现不同的使用目的;②可用于识别个人身份的信息(姓名、身份证、住址等)不可对研究者开放;③研究编码作为个体在研究项目的唯一标识,应进行匿名化处理。

(三) 安全管理员要求

安全管理员需要对网络及数据库的软硬件进行安全管理,应满足以下要求:

1. 配备专人作为网络及数据库管理员,做好网络的日常维护与网络及数据库管理,保证所维护管理的系统正常运转。

2. 安全管理员的具体工作内容包括网络基础设置管理、网络操作系统管理、网络应用系统管理、网络用户管理、网络安全保密管理、网络信息存储备份和网络机房管理等。

3. 网络管理员的职业道德是管理员从事该工作的核心,应定期接受安全及职业培训,提高责任心、业务水平。

4. 网络管理员及使用者应该具备良好的职业道德,在职或离职后的约定时间段,都应做到不更改、不攻击、不泄露数据,不得恶意操作造成数据内容泄露。

(四) 安全审计员要求

数据库安全审计管理的人员要求,应满足以下要求:

1. 宜配备专人建立独立审计,确保风险管理的有效性。

2. 根据不同安全等级的不同要求,制定相应的安全审计管理规定。

3. 对安全审计产生的不同数据进行记录、存储、分析、查阅,进行提供完整的数据库审计分析、泄密 PQ 分析、数据库访问关系可视、数据库攻击威胁分析等。

4. 汇总审计问题书面通知所有有关部门和人员,以便进行相应的调整。

第二节　样本管理

整合利用癌症筛查人群的生物样本及信息资源,建立高质量、专业化的覆盖一般人群、高危人群、癌前病变者、癌症患者的癌症防控全周期、大样本生物样本库,将有利于开展癌症的基础、预防与临床转化医学研究,有利于疾病的精准医疗战略实施,对于推动我国生命科学基础与原创性研究、诊断标志物与新药靶点等研发、推进生物医药领域研究成果产业化及个性化治疗有非常重大的意义。

符合入组条件的筛查受试人群加入项目后,在符合医学伦理的前提下,建议保留所有受试者生物样本;如条件有限,则建议保存风险评估为癌症高危者的生物样本。本章节就如何规范化、标准化采集、分装和保存癌症人群的生物样本,建立人群为基础的癌症防控全周期大样本生物样本库展开论述。

本章节针对癌症筛查主要涉及的生物样本,包括血液样本、活检样本和粪便样本的规范化采集、处理、暂存、转运和存储流程标准进行介绍。上述流程中相关信息应录入癌症生物样本库的信息管理系统中,并按规定上报项目指导单位。如有样本在采集后先用于临床检测,则检测后剩余样本依然按照标准流程进行处理、暂存、转运和存储。

一、样本采集

(一) 生物学样本类型

1. 针对所有癌症筛查受试者,采集抗凝血和非抗凝血各 1 管。
2. 针对结直肠癌、上消化道癌筛查受试者,根据腔镜筛查情况采集活检组织。
3. 针对结直肠癌筛查受试者,采集粪便样本。

(二) 采集条件

承担临床筛查任务的医疗单位应为具有癌症专业化诊断和治疗能力的三级以上肿瘤专科医院或具有肿瘤专科的综合性医院。医院应选派具有一定资历的诊断科、检验科或临床科室的人员承担筛查任务。

承担临床生物样本采集和处理的实验室应为生物安全二级实验室,具备严格的处理条件,避免人为因素干扰破坏样本质量。实验室应配备常规设备包括生物安全柜、离心机、移液器、标签打印机、扫描仪、4℃冰箱、超低温冰箱等,常规耗材包括一次性吸头、冻存管、打印标签等;同时需要安装样本库管理软件用于录入采集样本和录入数据信息。为了保证生物样本中生物大分子的稳定性以及活性,需要对外界环境条件严格把控。样本取材时使用的器具需是一次性器具或者高压灭菌处理后使用,防止外源活性物质的污染。

实验人员操作时应佩戴手套、口罩及眼睛的保护装置。要求在生物安全柜中进行,规范地操作可以避免或尽量减少喷溅和气溶胶的产生,血液标本应小心吸取,不能倾倒。处理完的空间、生物安全柜等应进行紫外线消毒灭菌。

生物样本处理完毕后,应该立即放置于 4℃冰箱中,待样本整理入盒之后整盒冻存于对应的存储环境中。针对血清、血浆、白细胞等标本,存储温度应为-80℃;针对组织类标本,存储温度应为液氮温区;针对石蜡切片标本,可以常温存储。

废弃标本,应加盖后放入防漏的生物安全容器内统一处理。应配有适当的消毒剂来清洗喷溅在操作台面或地面的标本。标本处理尽量在 2 小时内完成。如不能及时处理,请放至 4℃冰箱中暂时保存,并保证在收集当天完成分装。

(三) 样本信息

癌症筛查受试者采集的标本在采集、处理、暂存、运输、长期存储和检测的全过程中都应清晰明确的标识,确保样本的唯一性和可追溯性。在所有样本上粘贴正确的标签,并且在样本存储管理系统中记录所有相关数据。

在处理样本时,需要将采集样本类型、取材脏器、采集时间、处理时间、分装份数等基本信息存储管理系统中,同时根据样本采集编码规则生成每个样本的唯一编码打印后贴于分装样本冻存管上,保存并实现样本属性信息与病例信息的关联。样本分装完毕后根据样本存储管理系统自动分配样本的存储位置进行存储,实现样本属性信息、病例信息、位置信息的完美结合。后续临床信息等通过信息录入或者仪器接口导入,保存于样本信息管理系统中。

录入样本信息后,样本信息管理系统需根据规则自动生成样本的代码,贴于冻存管上,方便随时查看样本信息。编码规则如下(图 7-2-1):与参加者编码相对应,在后面分别加上P(血浆)、S(血清)、W(白细胞)、C(血细胞)、B(病理标本),如标本为多个,在字母编码后依次加上 1、2、3……即可。

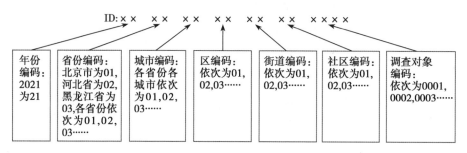

图 7-2-1   样本冻存管编码规则

(四) 临床信息

临床信息资料包括包括知情同意书、防癌风险评估问卷、临床筛查记录单(包括 CT 影像学资料和报告单、彩色超声影像学资料和报告单、乳腺 X 线摄影影像学资料和报告单、血液检查报告单、腔镜检查报告单、病理报告单等)和血标本保存记录单等资料。

临床筛查时,通过将样本信息管理系统与临床数据库关联,精准抓取临床数据信息。如果仪器设备不能对接,则所有资料由当地组织人员录入,经质控员检查合格后将纸质版和电子版按期逐级上报项目技术管理部门。

二、样本处理

(一) 抗凝血

1. 抗凝血样本处理所需设备和耗材   ①设备:离心机、移液器、标签打印机、扫描仪、超低温冰箱;②耗材:一次性无菌吸头、抗凝采血管、冻存管、标签、色带、无菌手套。

2. 抗凝血样本处理流程

(1) 由项目采集人员与受试者进行沟通后,签署知情同意书。

(2) 抽血:抽取 5ml 静脉血于抗凝管中,采血时应注意采足血量(>4ml),以保证检验结果的准确性,采血后应立即颠倒混匀 8~10 次。

(3) 标签打印:采集前记录捐献者的基本信息,打印条形码并且粘贴到冻存管上。每个受试者需要 4 个血浆冻存管和 2 个白细胞冻存管标签。编码规则见图 7-2-1。

(4) 离心:在室温条件下 3 000r/min 离心 10 分钟;离心后上部清液为血浆,剩余为血细胞,其包含红细胞、白细胞和血小板的有形成分。

(5) 分装:用移液器取离心后上部清液血浆分装至 4 个血浆冻存管中,每管 0.5ml;用一次性吸头吸取白膜层,分装于 2 个白细胞冻存管中。

（6）信息录入：通过样本信息系统辅助信息录入，样本附加的病理信息可通过医院信息系统自行关联录入，样本类型、分装份数、采集和制备时间等由人工选择性录入。

（7）将分装好的样本放入冻存盒中，置于超低温冰箱内暂存。

（二）非抗凝血

1. 非抗凝血样本处理所需设备和耗材　①设备：离心机、移液器、标签打印机、扫描仪、超低温冰箱；②耗材：一次性无菌吸头、非抗凝采血管、冻存管、标签、色带、无菌手套。

2. 非抗凝血样本处理流程（图 7-2-2）

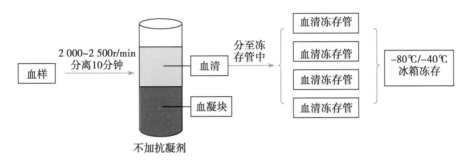

图 7-2-2　非抗凝血样本处理流程

（1）由项目采集人员与受试者进行沟通后，签署知情同意书。

（2）抽血：抽取 5ml 静脉血于非抗凝管中，室温放置 20 分钟使其充分凝固。

（3）标签打印：采集前记录受试者的基本信息，打印条形码并且粘贴到冻存管上。每个受试者需要 4 个血清冻存管标签。编码规则见图 7-2-1。

（4）离心：2 000~2 500r/min，离心 10 分钟。分离血清后，吸取少量血清用于以下检查：①上消化道癌筛查——胃镜前病毒检查；②结直肠癌筛查——结肠镜前病毒检查；③肝癌筛查——甲胎蛋白（AFP）检查。

（5）分装：将剩余的血清按照图 7-2-2 操作步骤分装至 4 个 0.75ml 冻存管中，每管 0.5ml，于-80℃（或-40℃）冰箱中保存。

（6）信息录入：通过样本信息系统辅助信息录入，样本附加的病理信息可通过医院信息系统自行关联录入，样本类型、分装份数、采集和制备时间等由人工选择性录入。

（7）将分离好的样本放入冻存盒中，置于超低温冰箱内暂存。

（三）组织

1. 组织样本处理需要设备和耗材　①设备：通风橱、标签打印机、扫描仪、超低温冰箱、液氮罐、切片机；②耗材：冻存管、标签、色带、一次性刀片和镊子等工具、无菌手套。

2. 新鲜组织样本处理流程

（1）由项目采集人员与受试者进行沟通后，签署知情同意书。

（2）新鲜活检组织样本采集顺序：远端/正常、癌旁、癌。

（3）采集后样本用无菌磷酸缓盐溶液（phosphate buffer saline，PBS）冲洗，无菌操作，不重复使用器械（刀片、镊子），防止交叉污染。

（4）癌旁组织选择距离癌灶边缘 1~3cm 范围内的组织样本，正常组织选择距癌灶边缘 5cm 以上或距离癌灶边缘最远端取组织样本。

（5）用一次性刀片将组织切成大小为 0.5cm×0.5cm×0.5cm 小块，质量不小于 100mg；

同一例标本,应以"远癌—近癌—癌灶"的顺序进行处理,留取相应的切缘组织;一次性刀片和镊子在处理癌旁组织后需用酒精纱布擦洗,再处理肿瘤组织。

（6）将组织装入冻存管（贴管壁）,录入信息,打印标签,贴标签;编码规则见图7-3-1。

（7）信息录入:通过样本信息系统辅助信息录入,样本附加的病理信息可通过医院信息系统自行关联录入,样本类型、分装份数、采集和制备时间等由人工选择性录入。

（8）将分离好的样本放入冻存盒中,置于液氮罐中暂存。

3. 石蜡切片组织样本处理流程　①留取石蜡包埋样本大小为 1.5cm×1.0cm×0.3cm;②组织固定时间:活检样本 6~18 小时,外科手术样本 12~36 小时,最长宜不超过 72 小时;③打印标签,贴标签;编码规则见图7-2-1;④信息录入:通过样本信息系统辅助信息录入,样本附加的病理信息可通过医院信息系统自行关联录入,样本类型、分装份数、采集和制备时间等由人工选择性录入,将分离好的样本放入石蜡切片盒中常温保存。

（四）粪便

1. 粪便样本处理所需设备和耗材　①设备:生物安全柜、标签打印机、扫描仪、超低温冰箱、切片机;②耗材:粪便采样管、冻存管、标签、色带、刀片和工具、无菌手套。

2. 粪便样本处理流程

（1）由项目采集人员与受试者进行沟通后,签署知情同意书。

（2）使用专用的粪便采样管,其杯盖上带有塑料铲子,用小铲取下两小块粪便后装入2.5ml 冻存管中,立即旋紧盖子,冻存于超低温冰箱内。根据不同研究需要,可以在样品采样管中预先加入不同处理液,比如 RNAlater、磷酸盐缓冲液、甲醛等。

（3）信息录入:通过样本信息系统辅助信息录入,样本附加的病理信息可通过医院信息系统自行关联录入,样本类型、分装份数、采集和制备时间等由人工选择性录入。

（4）将分离好的样本放入冻存盒中,放于超低温冰箱内暂存。

三、样本暂存

筛查受试者的生物样本采集处理后需要先放在暂存设备中,比如血清、血浆、白膜层、粪便等样本需要存放在超低温冰箱中;组织标本需要存放在液氮罐中。此时需要记录存储设备的温度、样本存储的状态和位置,存储的样本应该进行实时追踪和定期核对,并且对其存储的内部和外部环境进行监控。

存放于暂存区的标本,需要完成样本信息的关联工作,同时进行样本整理,并进行妥善保管。在规定的时间内运送至项目指导单位,以便必要时复检。

四、样本转运

筛查受试者的生物样本积攒到一定数量后,需要在规定的时间内运送至项目指导单位进行长期保存以及下游分析检测,在样本转运过程中需要做好环境条件的监控、样本的追溯以确保样本质量不受影响。

（一）运输条件

1. 低温运输标本　比如血清、血浆、白膜层、粪便等样本,需要将样本所在冻存管放置于冻存盒内,在干冰条件下进行运输。

2. 深低温运输标本　比如组织,需要将样本所在冻存管放置于冻存盒,使用液氮罐或者干冰进行运输。

3. 室温运输标本　比如石蜡包埋的组织及切片,使用隔热包装进行运输,需确保温度不超过27℃。

(二) 环境监控

样本转运是样本存储的延伸,所处的环境需要被记录及保存,需要采用温度检测设备进行运输环境的监控。

(三) 样本追溯

样本转运时,运输容器(比如冻存盒)需要贴上耐低温防脱落标签,内容包含样本类别、编码、名称、数量等;在运输外包装上贴上防潮标签"含有干冰,保持冷冻",标注寄送者详细信息。

样本转运的相关信息包括操作人员、出库清单、日期、处理方式、全流程的温度信息等需要存入样本信息管理系统,反映库存的变化以及过程信息。

样本转运开始后,寄送方需要将必要的信息包括运单号、日期、样本详细清单等信息提供给接收方,寄送方和接收方都需要在运输过程中对样本进行跟踪,确保样本安全。

(四) 运输方

样本转运运输方需要选择有经验和有能力的第三方运输公司,在运输时提供干冰或者液氮用于确保样本安全,同时提供在线追溯系统确保实时追溯,进行标准化的记录以便后期追溯。

五、样本存储

生物样本存储的形式、管理方式直接关系到样本质量安全、样本存取便捷性、操作安全、能耗空间等方面,下面从几个方面进行阐述。

(一) 样本存储条件

1. 超低温存储标本　如血清、血浆、白膜层、粪便等样本,需要将样本长期存储于-80℃超低温冰箱内。

2. 液氮温存储标本　如新鲜组织,需要将样本长期存储于液氮罐中。

3. 室温存储标本　如石蜡包埋的组织及切片,室温存储即可。

(二) 存储管理

本项目使用样本信息管理系统进行生物样本的管理。在处理样本时,需要将采集样本类型、取材脏器、采集时间、处理时间、分装份数等样本基本信息存储管理系统中,同时根据样本采集编码规则生成每个样本的唯一编码打印后贴于分装样本冻存管上,保存并实现样本属性信息与病例信息的关联。样本分装完毕后根据样本存储管理系统自动分配样本的存储位置进行存储,实现样本属性信息、病例信息、位置信息的完美结合。后续临床信息等通过信息录入或者仪器接口导入,保存于样本信息管理系统中。

针对每种样本分装量的差异,选择不同规格的冻存管进行样本分装,血清、血浆、白膜层分装后保存于0.75ml冻存管内;粪便和组织标本分装后保存于2.5ml冻存管内,冻存管除了打印的标签之外,每个冻存管底部还包含有唯一的激光蚀刻的二维码,在长期存储过程中不会脱落并且可以成为系统内唯一验证码进行追溯。冻存管存放于冻存盒内,冻存盒又按照顺序存放于超低温冰箱或者液氮罐中,长期存储可以通过样本信息管理系统进行精准地定位和追溯。

样本库内存放的标本应尽可能减少转移次数,避免反复冻融。同时在样本转运时,记录系统内设施转运流程,做到样本信息无差错,做好出入库样本管理和记录。

(三) 存储环境条件监控

样本存储过程中温度是非常重要的条件,项目涉及所有冻存设备皆配备连续的温度监控模块和报警模块,制定紧急处置程序,当设备出现问题时可以现场报警并远程报警,可以通过操作人员干预来确保样本安全。同时,所有存储温度数据存入样本信息管理系统,与样本关联,作为样本的重要质量数据。

（四）样本追溯

在样本信息管理系统内储存样本信息、临床信息以及样本位置信息;除了样本的底部唯一二维码之外,每个冻存管侧壁以及切片上都会粘贴样本流水号,同时样本位置所对应的所有冻存设备、货架、冻存层数、冻存架、冻存盒等都按照标准进行编号,存储空间的位置信息与信息管理系统内的位置信息保持一致。通过以上方式,可以保证在生物样本库内存储的所有标本都可以实现样本的追溯。

六、库区安全和管理

生物样本库重要性毋庸置疑,做好样本的安全管理工作非常重要。需要做好样本安全管理的应急预案,尽量降低因为人员以及突发事件造成的安全风险,保障样本安全。各地样本库需要进行规范化管理,相关措施如下:

（一）存储库区出入管理

存储库区应当安装门禁系统,禁止无关人员进出。设置准入权限,除了工作人员之外,其他需要进入库区的人员需要向样本库管理人员提交申请签字后进入。

（二）存储库区监控管理

存储库区应包含设备的温度监控系统,通过对设备安装温度监控探头,远程控制,在设备温度超过安全阈值时现场声光报警以及远程短信报警,尽快现场干预,转移样本至备用设备中或者进行设备维修,消除安全风险。

存储库区应包含视频监控系统,避免样本丢失或者被破坏,同时保障操作人员安全。通过摄像头还可加强人员管理、保障样本质量。

（三）存储库区设备维护

通过对库区设备定期巡检和维护,可以最大限度延长机器使用年限。仪器出现故障后,需要及时联系工程师进行维修,同时综合考虑维修成本以及使用年限,做好备用方案。

核心设备超低温冰箱:每个月清理过滤网,两个月清理一次内部冷凝器灰尘,定期断电除霜,待冰箱完全干燥后再接通电源。

（四）存储应急系统

存储库区应尽可能配备独立双重供电系统,避免电路检修和维护带来的不便。同时可以联系当地发电机服务商,如果发生大规模断电应及时联系发电机服务商现场发电。应准备1~2台备用冰箱,1台液氮罐,如果发生设备故障可以用以应急转移。同时样本库还需配备应急联络人员,将人员信息张贴在样本库显眼的位置,便于发生突发事故时安保人员及时联络。

▌ 参考文献

[1] 中华预防医学会,李立明. 大型人群队列研究数据处理技术规范(T/CPMA 001—2018)[J].中国预防医学杂志,2019,20(1):7-11.

[2] 中华预防医学会,李立明. 大型人群队列研究数据安全技术规范(T/CPMA 002—2018)[J].中国预防医学杂志,2019,20(1):12-16.